中医养生速查宝典

3秒精准取穴

李哲 编著

中国科学技术出版社
·北京·

图书在版编目（CIP）数据

3 秒精准取穴 / 李哲编著 . -- 北京 : 中国科学技术出版社 , 2025. 7. -- ISBN 978-7-5236-1477-8

Ⅰ . R224.2

中国国家版本馆 CIP 数据核字第 2025K9K638 号

策划编辑　韩　翔　于　雷
责任编辑　于　雷
装帧设计　翰墨漫童
责任印制　徐　飞

出　　版　中国科学技术出版社
发　　行　中国科学技术出版社有限公司
地　　址　北京市海淀区中关村南大街 16 号
邮　　编　100081
发行电话　010-62173865
传　　真　010-62179148
网　　址　http://www.cspbooks.com.cn

开　　本　880mm × 1230mm　1/64
字　　数　77 千字
印　　张　2.5
版　　次　2025 年 7 月第 1 版
印　　次　2025 年 7 月第 1 次印刷
印　　刷　鸿鹄（唐山）印务有限公司
书　　号　ISBN 978-7-5236-1477-8
定　　价　25.00 元

内容提要

本书是一本实用的中医穴位指南。全书共14章，详细解读了人体十二经脉以及督脉、任脉上的常用穴位。书中以人体十四经脉的腧穴为主线，通过图文并茂的方式，介绍了每个穴位的精准定位、快速取穴法、功效以及针灸、按摩等治疗方法。书中还特别提供了针对常见病的穴位配伍建议，帮助读者更好地应用穴位进行治疗。此外，书籍配备了精准的骨骼穴位定位图和直观的真人示意图，旨在帮助读者在3秒内快速准确地找到穴位，解决定穴难、取穴不准的问题。本书的指导性和实用性非常突出，适合中医专业人士和爱好者学习和参考。

目录

第一章

手太阴肺经

第二章

手阳明大肠经

第三章

足阳明胃经

第四章

足太阴脾经

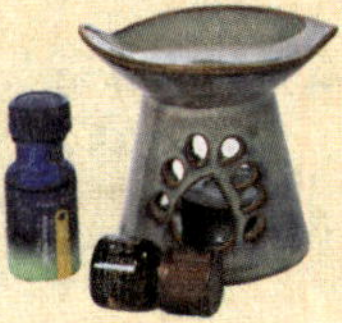

第五章

手少阴心经

第六章

手太阳小肠经

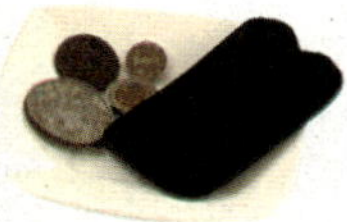

第七章

足太阳膀胱经

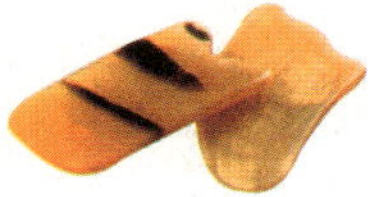

第八章

足少阴肾经

第九章

手厥阴心包经

第十章

手少阳三焦经

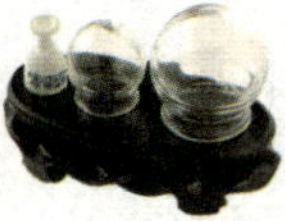

第十一章

足少阳胆经

第十二章

足厥阴肝经

第十三章

督脉

第十四章

任脉

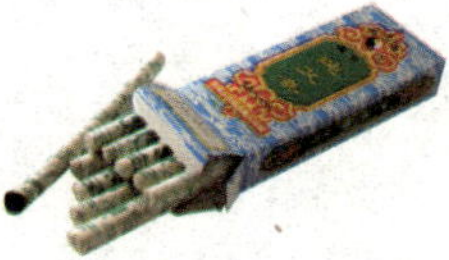

编者公告

本书旨在为广大读者提供养生保健参考，并非医疗手册。书中所提供的信息不能代替医生的诊疗与处方。如果您怀疑自己身患疾病，建议及时去医院进行必要的诊断与治疗。

第一章

手太阴肺经

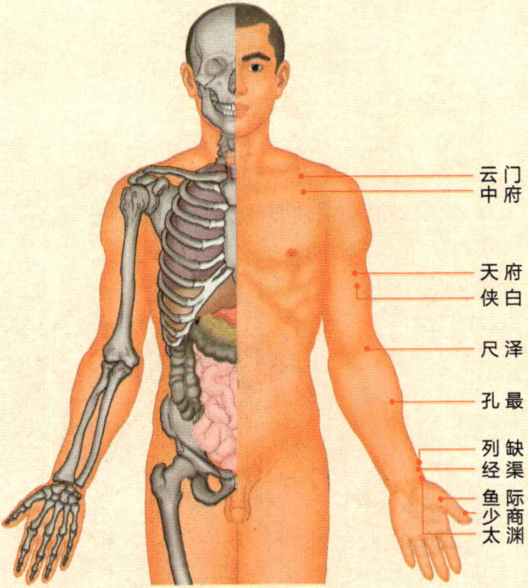

经络主治

呼吸系统疾病： 急慢性支气管炎、气喘、咳嗽、胸痛、咯血等。

五官疾病： 咽炎、鼻炎、鼻出血等。

经脉所过部位的疾病： 掌心热、上肢前外侧缘疼痛等。

中府

肃降肺气　和胃利水

国际编号 LU1

功能主治

咳嗽，气喘，咳吐脓血；胸痛，肺胀满；肩背痛。

标准定位

在胸部，横平第1肋间隙，锁骨下窝外侧，前正中线旁开6寸（图1）。

快速取穴技巧

取正坐位，先取锁骨外端下方凹陷处的云门，在云门直下约1寸，平第1肋间隙，前正中线旁开6寸处，按压有酸胀感（图2）。

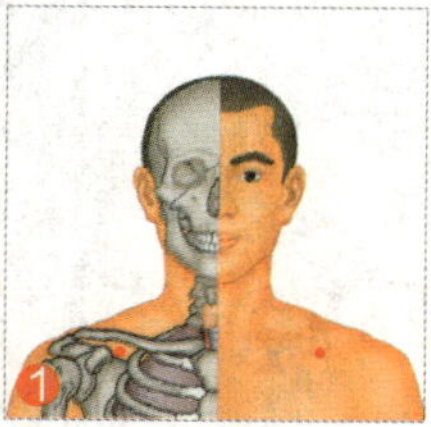

1

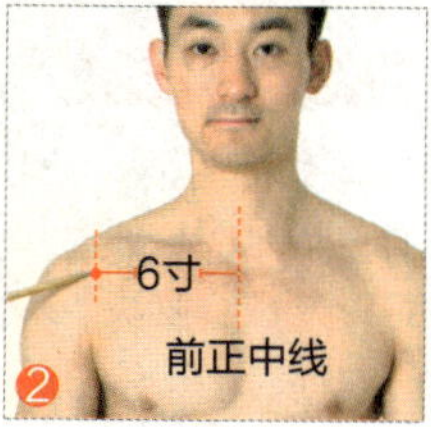

2

常见疗法

◎**灸法**　艾炷灸3～7壮，艾条灸5～15分钟。

◎**按摩法**　右手食指、中指、无名指三指并拢，向外顺时针揉按左胸中府穴，再用左手以同样方式，逆时针揉按右胸中府穴，各1～3分钟。

最佳配伍

配肺俞，适用于缓解咳嗽、气喘。

云门

肃降肺气　活络筋骨

国际编号　LU2

功能主治

咳嗽，气喘；胸痛，肺胀满；肩背痛。

标准定位

在胸部，锁骨下窝凹陷中，肩胛骨喙突内缘，前正中线旁开6寸（图1）。

快速取穴技巧

◎在胸前壁的外上方，锁骨下缘，距前正中线6寸，按压有酸胀感（图2）。

◎正坐位，以手叉腰。锁骨外端下方出现的三角形凹陷处，即为本穴。

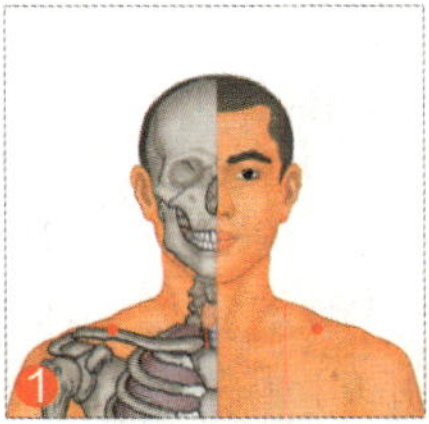

1

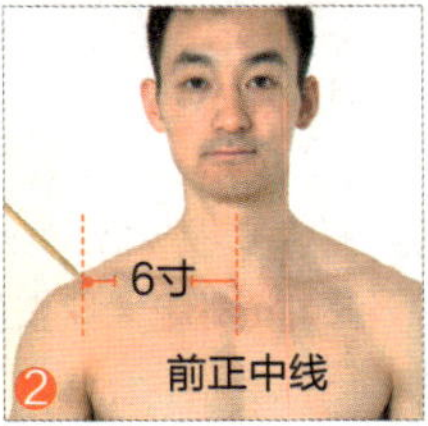

2

常见疗法

◎**灸法**　艾炷灸3～7壮，艾条灸5～15分钟。

◎**按摩法**　用手指指腹或指节向下按压，并作圈状按摩。

最佳配伍

◎配天宗、秉风、肩髃，适用于肩痛不举。

◎配膻中、内关，可缓解胸痛。

天府

通宣肺气　清热凉血

国际编号　LU3

功能主治

咳嗽，气喘；甲状腺肿大；精神疾病；鼻出血，吐血；肩臂部疼痛。

标准定位

在臂前区，腋前纹头下3寸，肱二头肌桡侧缘处（图1）。

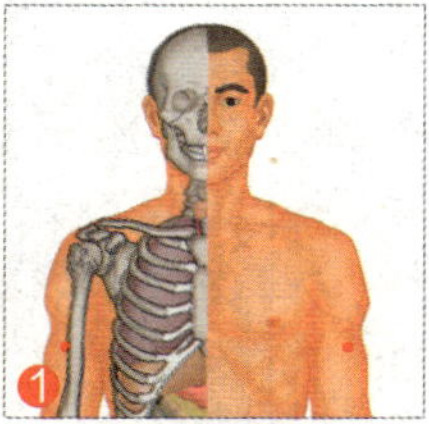

快速取穴技巧

◎取坐位，微屈肘，肱二头肌外侧缘，肘横纹上6寸处。

◎取坐位，臂向前平举，俯头，鼻尖接触上臂内侧处（图2）。

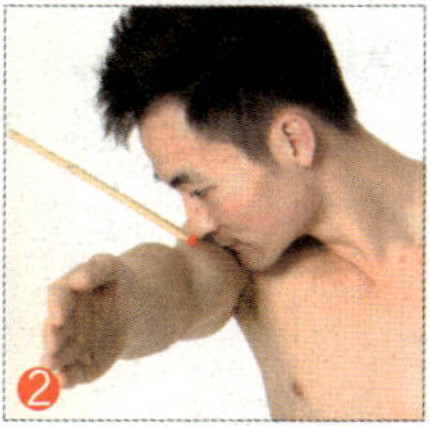

常见疗法

◎**灸法**　艾条灸5～15分钟，艾炷灸或温针灸3～5壮。

◎**按摩法**　点按法、指推法、擦法、揉法。

最佳配伍

◎配尺泽、列缺，适用于咳嗽。

◎配合谷，适用于鼻出血。

侠白

清肺理气　宽胸理胃

国际编号　LU4

功能主治

咳嗽，气短，烦满；干呕；上臂内侧痛。

标准定位

在臂前区，腋前纹头下4寸，肱二头肌桡侧缘处（图1）。

快速取穴技巧

◎正坐位，两手合掌并向前伸直，夹住乳房，此时乳头所指向的手臂内侧处即为本穴（图2）。

◎在臂内侧面，肱二头肌桡侧缘，天府下1寸。

◎在臂内侧面，肱二头肌桡侧缘，肘横纹上5寸。

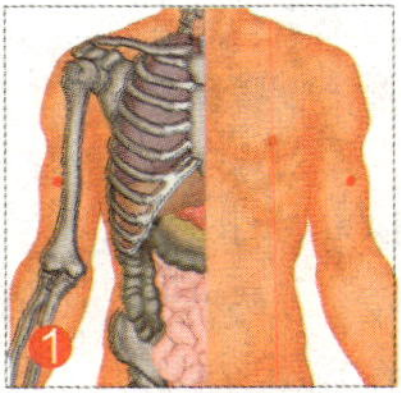
1

常见疗法

◎**灸法**　艾条灸5～10分钟。

◎**按摩法**　用大拇指对穴位进行按压。

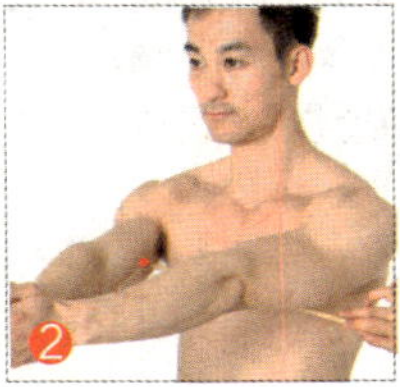
2

最佳配伍

◎配尺泽、孔最，适用于咳嗽。

◎配心俞、膈俞、内关，适用于缓解胸痛烦满。

尺泽

肃降肺气 滋阴润肺

国际编号 LU5

功能主治

咳嗽，气喘，咯血，潮热，胸中胀满；咽喉肿痛；小儿惊风；吐泻；肘臂挛痛。

标准定位

在肘区，肘横纹上，肱二头肌腱桡侧缘凹陷中（图1）。

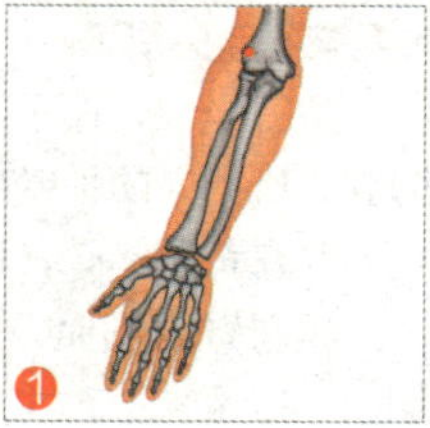

快速取穴技巧

伸臂，微屈肘，在肘横纹上，肱二头肌腱桡侧缘凹陷中（图2）。

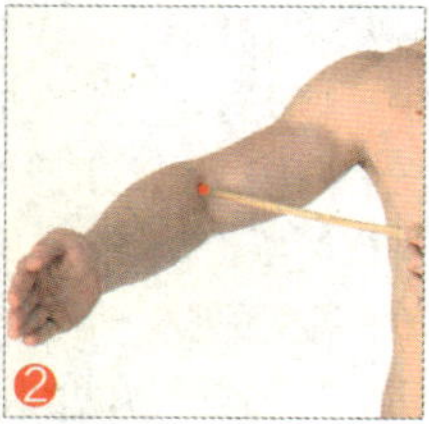

常见疗法

◎**灸法** 隔姜灸5～7壮或温和灸10～20分钟。

◎**按摩法** 弯曲拇指，用指腹按压穴位，每次左右手各揉按1～3分钟。

最佳配伍

◎配肺俞，适用于缓解咳嗽、气喘。

◎配少商，适用于咽喉肿痛。

◎配合谷，适用于肘臂挛痛。

孔最

调理肺气　凉血止血

国际编号　LU6

功能主治

咯血，咳嗽，气喘；咽喉肿痛；热病汗不出；痔疮出血；肘臂疼痛。

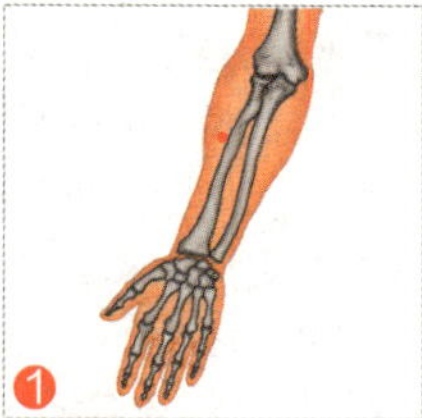

1

标准定位

在前臂前区，腕掌侧远端横纹上7寸，尺泽与太渊连线上（图1）。

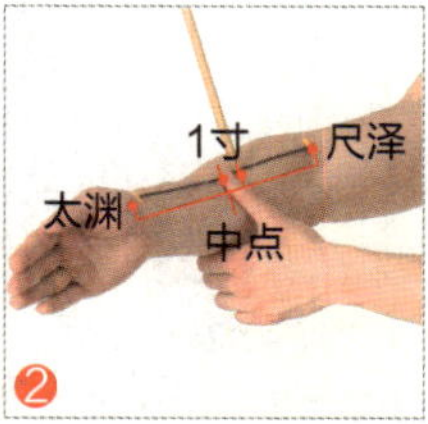

2

快速取穴技巧

伸臂侧掌，在尺泽与太渊连线的中点上1寸处，按压有酸胀感（图2）。

常见疗法

◎**灸法**　艾炷灸5～7壮或艾条灸10～20分钟。

◎**按摩法**　用食指指腹揉按，每次左右手各揉按1～3分钟。

最佳配伍

◎配曲泽、肺俞，适用于缓解咯血。

◎配肺俞、风门，适用于咳嗽、气喘。

◎配少商，适用于咽喉肿痛。

列缺

补肺益肾　宣肺疏风

国际编号　LU7

功能主治

咳嗽，气喘，咽喉肿痛，胸痛；手腕痛，膈肌痉挛；高血压。

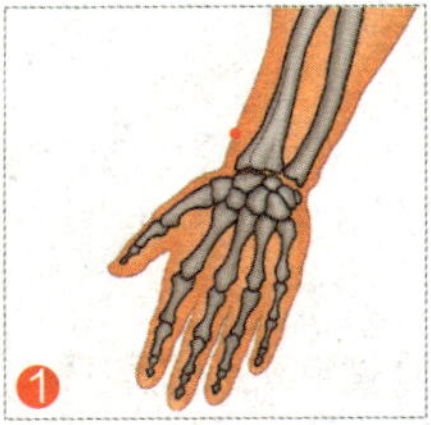

标准定位

在前臂，腕掌侧远端横纹上1.5寸，拇短伸肌腱与拇长展肌腱之间，拇长展肌腱沟的凹陷中（图1）。

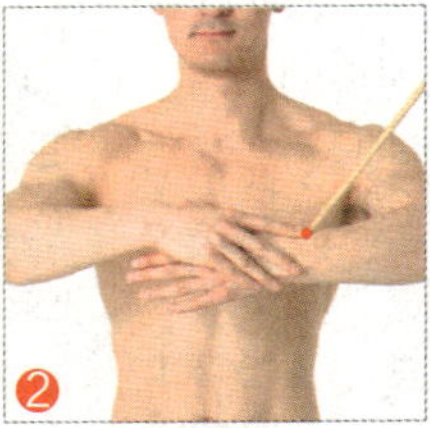

快速取穴技巧

左右两手虎口交叉，一手食指压在另一手的桡骨茎突上，食指尖到达处即是（图2）。

常见疗法

◎**灸法**　艾炷灸3～5壮或艾条灸5～10分钟。

◎**按摩法**　用食指指腹揉按，每次左右手各揉按1～3分钟。

最佳配伍

◎配大椎、曲池、太冲，适用于高血压。

◎配照海，适用于阴虚型咽喉疼痛。

经渠

宣肺利咽 降逆平喘

国际编号 LU8

功能主治

咳嗽，气喘，咽喉痛。

标准定位

在前臂前区，腕掌侧远端横纹上1寸，桡骨茎突与桡动脉之间。

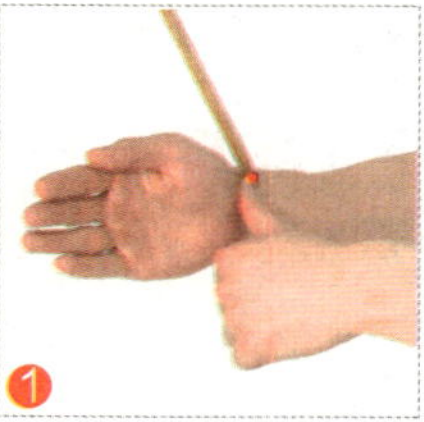

快速取穴技巧

从腕横纹上横指桡骨茎突的高点向内侧推至骨边，与桡动脉间的凹陷处（图1）。

太渊

化痰止咳 顺气平喘

国际编号 LU9

功能主治

咳嗽，气喘，咯血。

标准定位

在腕前区，桡骨茎突与舟状骨之间，拇长展肌腱尺侧凹陷中。

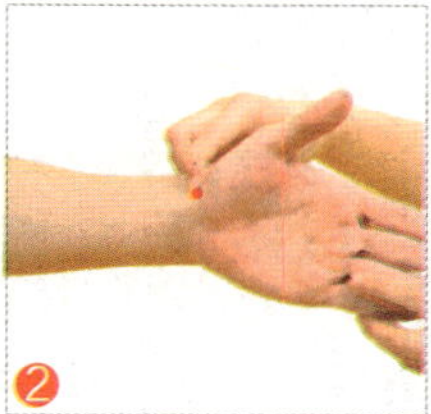

快速取穴技巧

坐位，伸臂侧掌，在腕横纹桡侧轻触桡动脉，从感觉到搏动处稍往桡侧移动，至凹陷处（图2）。

鱼际

清肺泄热　止咳平喘

国际编号　LU10

功能主治

哮喘，咳嗽，咯血；咽喉肿痛，失音；发热；腹泻。

标准定位

在手外侧，第1掌骨桡侧中点赤白肉际处。

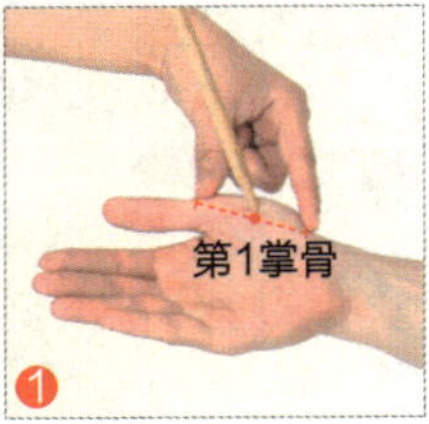

快速取穴技巧

仰掌，在第1掌指关节后，第1掌骨中点，掌后白肉（大鱼际肌）隆起的边缘，赤白肉际处（图1）。

少商

清热利咽　醒脑开窍

国际编号　LU11

功能主治

咽喉肿痛，咳嗽，鼻出血；高热；昏迷，癫狂。

标准定位

在手指，拇指末节桡侧，指甲根角侧上方0.1寸（指寸）。

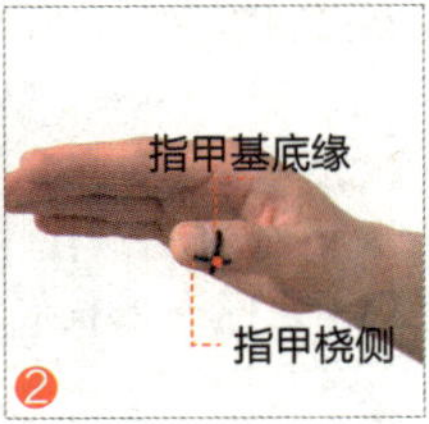

快速取穴技巧

拇指末节桡侧，沿指甲桡侧面画一直线与指甲基底缘水平线交点处，按压有疼痛感（图2）。

第二章

手阳明大肠经

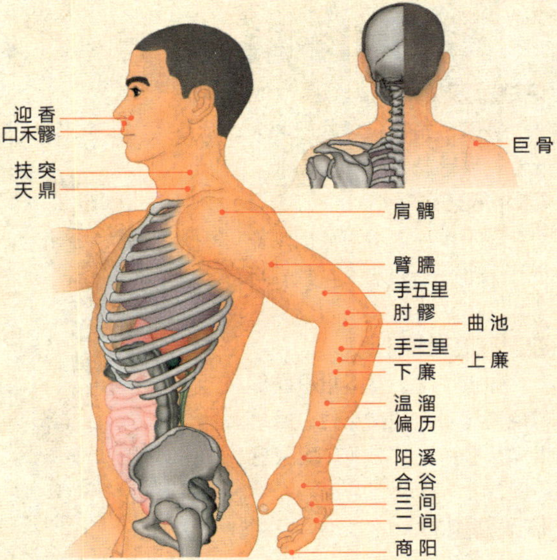

经络主治

上呼吸道感染：感冒发热、咳嗽、头痛等。

头面五官疾病：面部痉挛、面瘫、耳鸣、耳聋、鼻窦炎等。

肠道疾病：腹痛、肠鸣、泄泻、便秘等。

商阳

清热解表 理气平喘

国际编号 LI1

功能主治

咳嗽，气喘；甲状腺肿大；精神疾病；鼻出血，吐血；肩臂疼痛。

标准定位

在手指，食指末节桡侧，指甲根角侧上方0.1寸（指寸）（图1）。

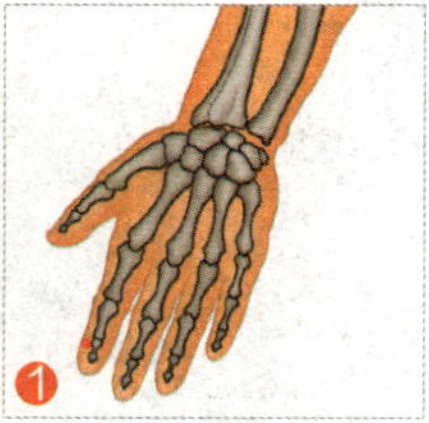

快速取穴技巧

伸指伏掌，食指指甲底部与桡侧缘引线的交点处，距指甲角0.1寸处，按压有酸胀感（图2）。

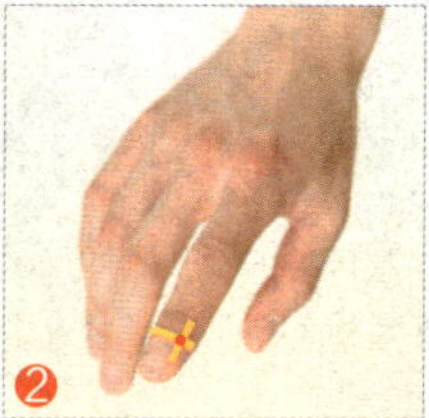

常见疗法

◎**灸法** 艾条灸5～10分钟。

◎**按摩法** 此穴在指尖处，不易按压，可以用棒状物直接刺激穴位，或是用另一手的拇指和食指抓住食指指尖的两侧加以揉捏。

最佳配伍

配少商、中冲，适用于中风昏迷的急救。

二间

通咽利喉　清热解表

国际编号　LI2

功能主治

牙痛，咽喉肿痛；目赤肿痛，睑腺炎，鼻出血，食指关节肿痛；扁桃体炎，热病，肩周炎。

标准定位

位于手指，第2掌指关节桡侧远端赤白肉际处（图1）。

快速取穴技巧

伸臂，微握拳，食指第2掌指关节前缘桡侧皮肤皱褶顶点，触之有凹陷处，按压有痛胀感（图2）。

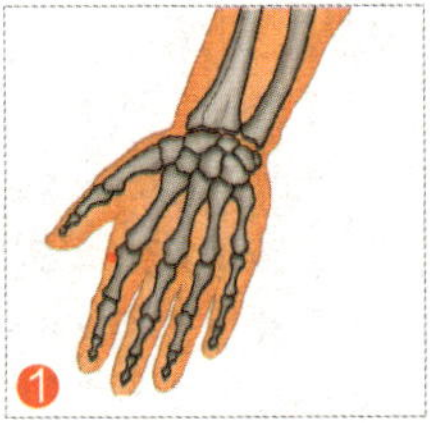

1

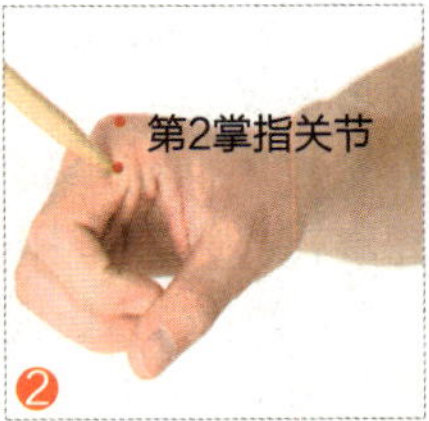

2

常见疗法

◎**灸法**　米粒灸3～5壮或艾条灸5～10分钟。

◎**按摩法**　以拇指指腹向下按压此穴，每次1～3分钟。

最佳配伍

◎配太阳，适用于目赤肿痛、头晕、目眩、睑腺炎。

◎配合谷，适用于缓解牙痛。

三间

清热止痛　通咽利喉

国际编号　LI3

功能主治

目痛，青光眼，牙痛，三叉神经痛，咽喉肿痛；身热，手背及手指红肿疼痛。

标准定位

在手背，第2掌指关节桡侧近端凹陷中（图1）。

快速取穴技巧

坐位，微握拳，在手食指本节（第2掌指关节）后，桡侧凹陷处，按压有痛感（图2）。

常见疗法

◎**灸法**　米粒灸3～5壮，艾条灸5～10分钟。

◎**按摩法**　以拇指指腹向下按压此穴，每次1～3分钟。

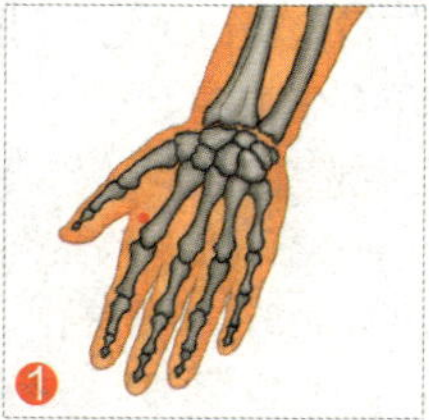

1

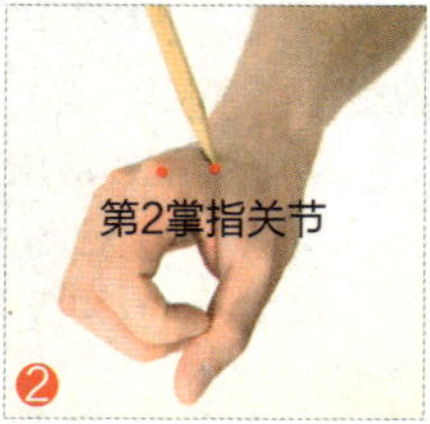

2

最佳配伍

◎配角孙，适用于缓解三叉神经痛。

◎配肩髎、肩髃，适用于缓解肩周炎。

◎配攒竹，适用于视物昏盲、视物不清晰。

合谷

止痛镇静 通经活络

国际编号 LI4

功能主治

头痛，头晕，目赤肿痛；鼻窦炎，鼻出血；牙痛，牙关紧闭；耳聋；面瘫，面肌抽搐；恶寒，发热，热病无汗，多汗；痛经，经闭；胃痛，腹痛。

标准定位

在手背，第2掌骨桡侧的中点处（图1）。

快速取穴技巧

◎在手背，第2掌骨桡侧的中点处，按压有酸胀感（图2）。

◎以一手的拇指指间关节横纹放置在另一手拇指、食指之间的指蹼缘上，在拇指尖下即是。

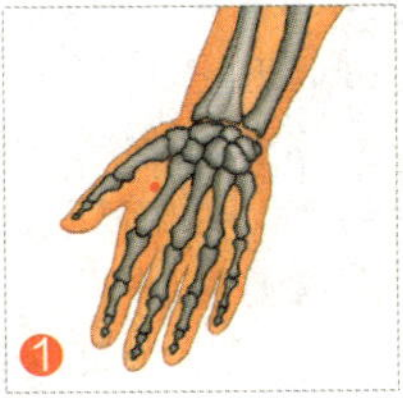

1

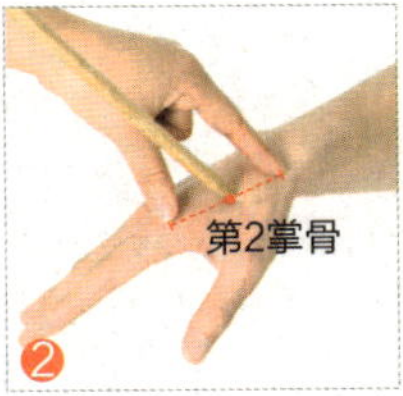

2

常见疗法

◎**灸法**　米粒灸8～9壮或艾条灸10～20分钟。

◎**按摩法**　以拇指向下用力按压4～5次，并作圈状按摩。

最佳配伍

配三阴交，适用于痛经。

上廉

调理肠腑

国际编号 LI9

功能主治

头痛，牙痛；半身不遂，肩臂酸痛，桡神经麻痹，手臂麻木；腹痛肠鸣；中风后遗症。

标准定位

位于前臂区，肘横纹下3寸，阳溪与曲池连线上（图1）。

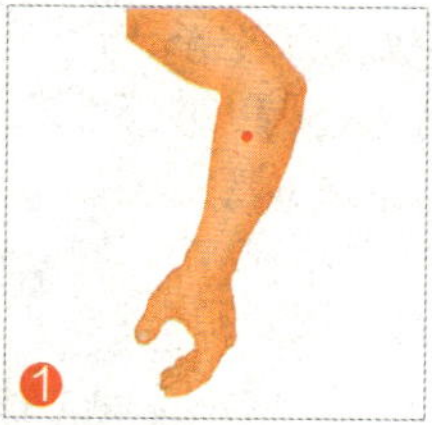

快速取穴技巧

◎前臂侧立位，在曲池下4横指（即3寸），桡骨侧处（图2）。

◎位于阳溪与曲池连线上1/4与下3/4的交点处。

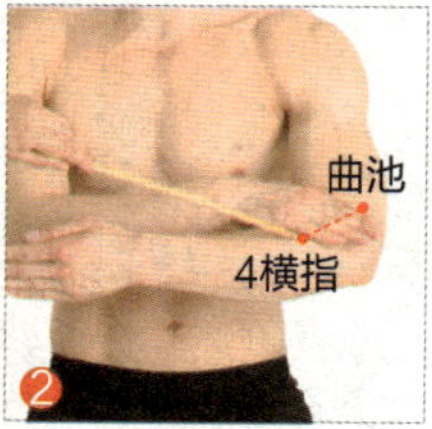

常见疗法

◎**灸法**　艾炷灸3～5壮，艾条灸5～10分钟。

◎**按摩法**　以手指指腹或指节向下按压，并作圈状按摩。

最佳配伍

◎配曲池，适用于缓解手臂麻木。

◎配足三里、内关，多用于中风后遗症。

手三里

清热明目
理气通腑

国际编号 LI10

功能主治

腰痛，肩背痛，上肢不遂；消化性溃疡，肠炎，消化不良；牙痛，口腔炎；腹痛，腹泻。

标准定位

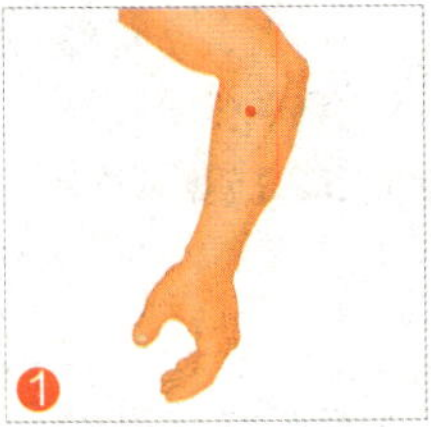

位于前臂，肘横纹下2寸，阳溪与曲池连线上（图1）。

快速取穴技巧

侧腕屈肘，确定阳溪与曲池的位置，从曲池沿阳溪与曲池的连线向下量约2横指（即2寸）（图2）。

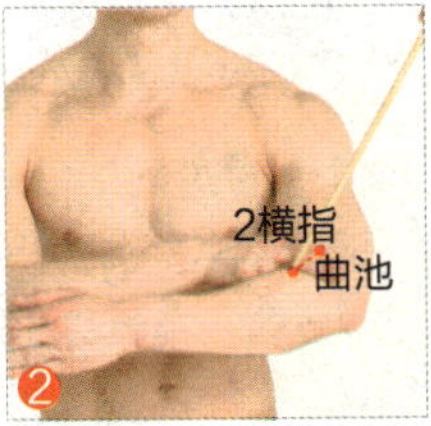

常见疗法

◎**灸法**　艾条灸10～20分钟，艾炷灸或温针灸5～7壮。

◎**按摩法**　单手握住另一只手臂，以拇指指腹按压4～5次，并作圈状按摩，但要避免过于用力，以免局部疼痛。

最佳配伍

◎配肩髃，适用于上肢不遂。

◎配后溪，适用于缓解腰痛。

曲池

疏风清热　调和营卫

国际编号　LI11

功能主治

热病，咽痛，视物不清，牙痛，肩痛不举；头痛，头晕；月经不调；腹痛。

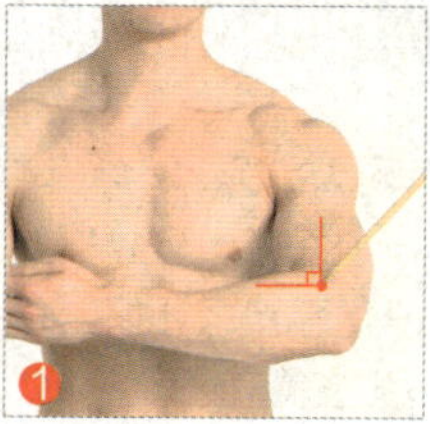

标准定位

在肘区，尺泽与肱骨外上髁连线的中点处。

快速取穴技巧

屈肘90°，肘横纹外侧端凹陷中（图1）。

迎香

通利鼻窍　疏风解表

国际编号　LI20

功能主治

鼻塞，鼻出血；口歪，面神经麻痹；便秘，痛经。

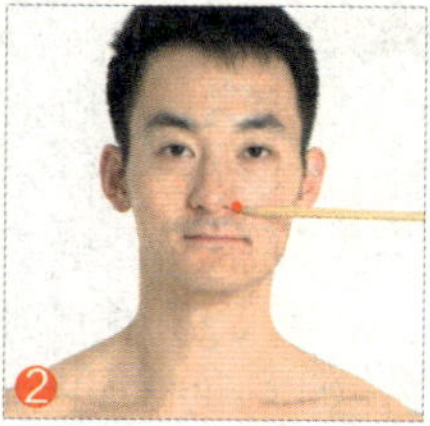

标准定位

在面部，鼻翼外缘中点旁，鼻唇沟中。

快速取穴技巧

正坐位，用手指从鼻翼沿鼻唇沟向上推，至鼻唇沟中点处可触及一凹陷，按之有酸胀感（图2）。

第三章

足阳明胃经

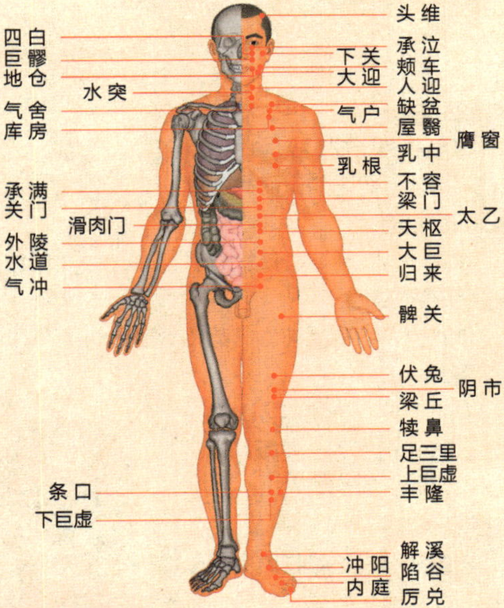

经络主治

胃肠疾病： 胃下垂、胃肠神经官能症、热病等。

头面五官疾病： 头痛、牙痛、面神经麻痹、腮腺炎、眼疾等。

经脉所过部位的疾病： 胸痛、膝关节痛、下肢痿痹、偏瘫等。

承泣

明目止痛

国际编号 ST1

功能主治

眼部疲劳，眼部充血，迎风流泪，夜盲，近视；眼睑瞤动，口眼歪斜，面肌痉挛。

标准定位

在面部，眼球与眶下缘之间，瞳孔直下（图1）。

快速取穴技巧

◎正坐位，直视前方，瞳孔直下0.7寸，下眼眶边上（图2）。

◎正坐位，直视前方，在面部，瞳孔正下方，在眼球与眶下缘之间，即为本穴。

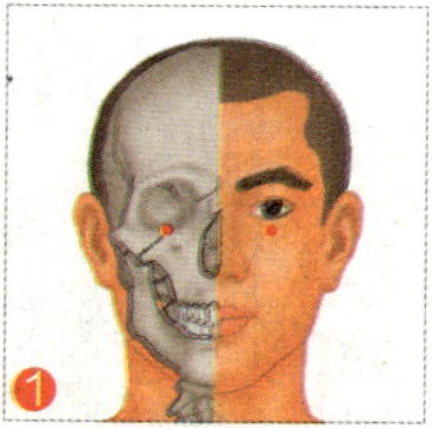

1

常见疗法

按摩法 以手指指腹向下按压，并作圈状按摩。

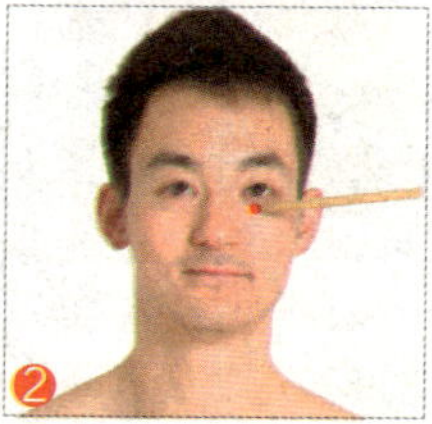

2

最佳配伍

◎配攒竹、阳白，适用于目闭不全。

◎配睛明、攒竹、光明，适用于缓解目痛。

四白

散风明目　通经活络

国际编号　ST2

功能主治

近视，目翳，目赤痛痒；眼睑瞤动，口眼歪斜；三叉神经痛，头痛，面痛，眩晕。

标准定位

在面部，眶下孔处（图1）。

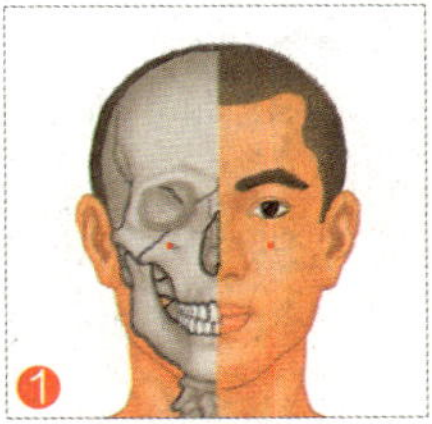

1

快速取穴技巧

◎正坐位，直视前方，瞳孔直下，在眶下孔凹陷处（图2）。

◎正坐位或仰卧位，在面部，直视前方，瞳孔直下，沿眼眶向下约半横指，可触及一凹陷，按之会产生酸胀感。

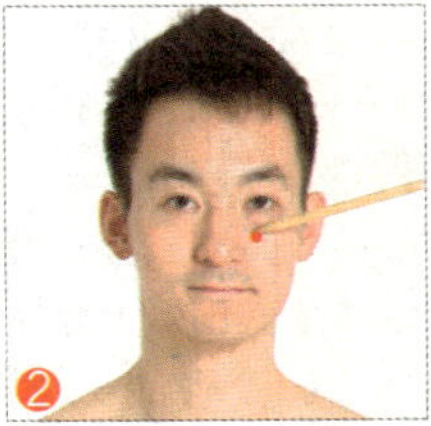

2

常见疗法

按摩法　以双手食指指端置于两侧四白穴处，同时沿顺、逆时针方向各点揉8～12次。

最佳配伍

◎配廉泉、承浆，适用于口歪。

◎配颊车、攒竹、太阳，适用于口眼歪斜、角膜炎等。

下关

消肿止痛　聪耳通络

国际编号　ST7

功能主治

耳聋，耳鸣，聤耳；牙痛，三叉神经痛，鼻塞；口眼歪斜，张口困难，面痛；高血压；足跟痛。

标准定位

在面部，颧弓下缘中央与下颌切迹之间凹陷中（图1）。

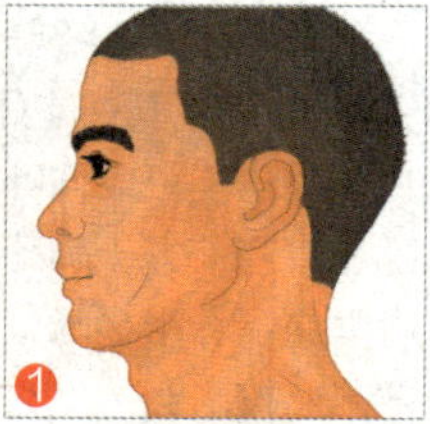

快速取穴技巧

侧坐，在颧弓下缘，下颌骨髁状突之前方，切迹之间凹陷中，合口有孔，张口即闭（图2）。

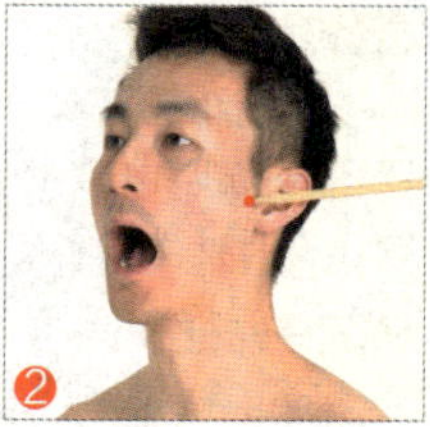

常见疗法

◎**灸法**　温针灸3～5壮，或艾条灸10～15分钟。

◎**按摩法**　以手指指腹或指节向下按压，并作圈状按摩。

最佳配伍

◎配偏历，适用于龋齿。

◎配听宫、听会，适用于耳鸣、耳聋。

头维

醒脑明目 止痛镇痉

国际编号 ST8

功能主治

头痛，头晕，目眩；眼痛，迎风流泪，视物不清，视力不清；高血压。

标准定位

在头部，额角发际直上0.5寸，头正中线旁开4.5寸（图1）。

快速取穴技巧

正坐，在头侧部，在额角发际上0.5寸，头正中线旁开4.5寸（图2）。

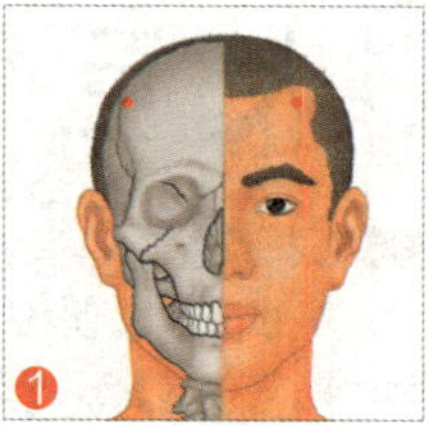

1

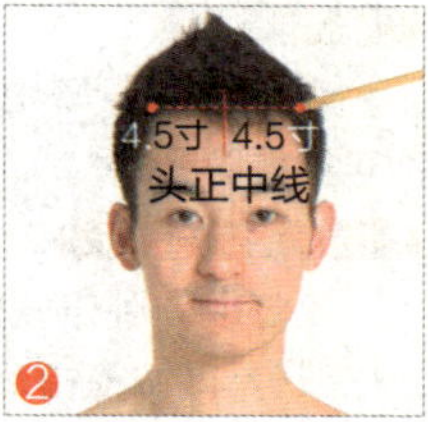

2

常见疗法

◎**灸法** 隔物灸3～5壮，艾条灸10～15分钟。

◎**按摩法** 以手指指腹或指节向下按压，并作圈状按摩。

最佳配伍

◎配攒竹，常用于缓解眼睑瞤动。

◎配睛明、头临泣、风池，常用于缓解迎风流泪。

外陵

和胃化湿 理气止痛

国际编号 ST26

功能主治

腹痛；疝气，痛经；胃痛，胃下垂；阑尾炎。

标准定位

在下腹部，脐中下1寸，前正中线旁开2寸。

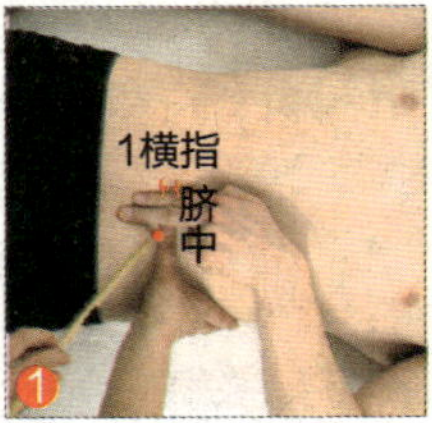

快速取穴技巧

仰卧位，先从肚脐向下量1横指（即1寸），再从前正中线旁开约2横指（图1）。

大巨

调理肠胃 固肾纳气

国际编号 ST27

功能主治

小腹胀满，便秘，小便不利；疝气；遗精，早泄。

标准定位

在下腹部，脐中下2寸，前正中线旁开2寸。

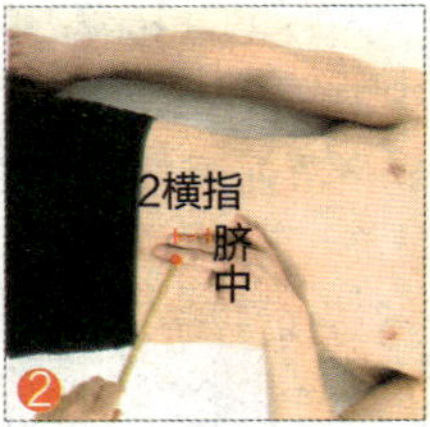

快速取穴技巧

坐位或仰卧位，先从肚脐向下量约两指，再从前正中线旁开约2横指，按压有酸胀感（图2）。

伏兔

疏通经络　祛寒化湿

国际编号　ST32

功能主治

荨麻疹，腰膝冷痛；脚气；风湿性关节炎。

标准定位

在股前区，髌底上6寸，髂前上棘与髌底外侧端的连线上。

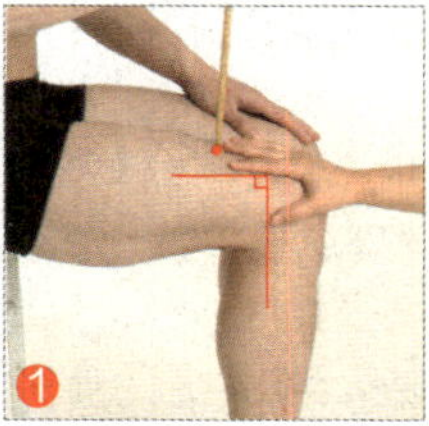

快速取穴技巧

坐位，屈膝成直角，以手掌横纹中点按在髌骨上缘中点，手指并拢按压在大腿上，中指尖到达处（图1）。

阴市

温经散寒

国际编号　ST33

功能主治

腿膝冷痛，屈伸不利；腹痛；水肿；风湿性关节炎。

标准定位

在股前区，髌底上3寸，股直肌肌腱外侧缘。

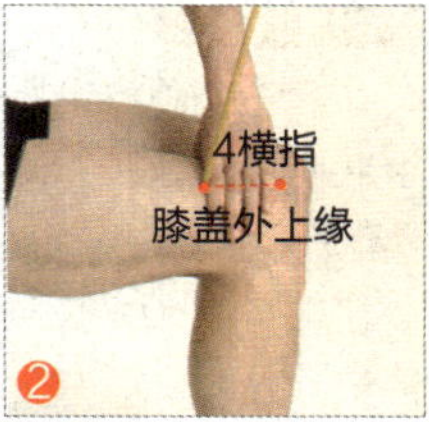

快速取穴技巧

正坐屈膝，于膝盖外上缘直上4横指（即3寸）处，按压有明显的酸痛胀感（图2）。

梁丘

和胃止痛

国际编号 ST34

功能主治

急性胃痛，腹泻；痛经；膝关节肿痛，下肢不遂。

标准定位

在股前区，髌底上2寸，股外侧肌与股直肌肌腱之间。

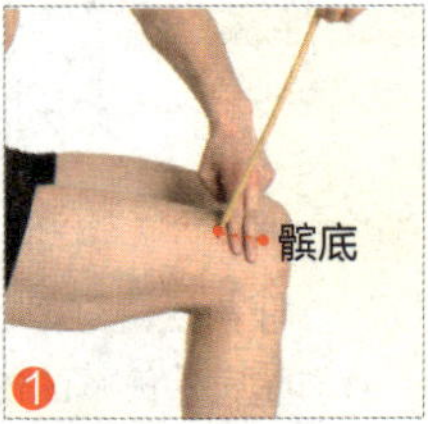

1

快速取穴技巧

屈膝，在大腿前面，髂前上棘与髌底外侧端连线上，髌底上约2横指处，按压有酸胀感（图1）。

犊鼻

消肿止痛　舒筋活络

国际编号 ST35

功能主治

膝关节肿痛，屈伸不利；下肢麻痹；腹胀，便秘。

标准定位

在膝前区，髌韧带外侧凹陷中。

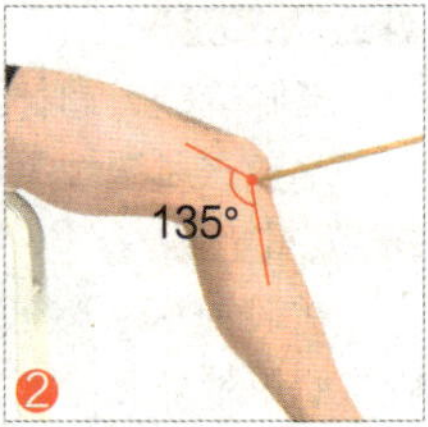

2

快速取穴技巧

坐位，屈膝成135°，在髌骨下缘，髌韧带外侧凹陷中，按压有酸胀感（图2）。

足三里

健脾和胃
扶正培元

国际编号 ST36

功能主治

胃痛，呕吐，消化不良；腹胀，肠鸣，泄泻，痢疾。

标准定位

在小腿外侧，犊鼻下3寸，犊鼻与解溪连线上。

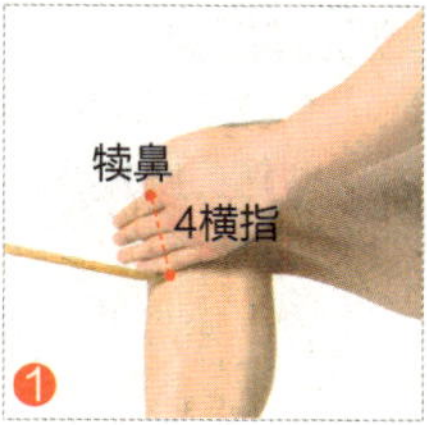

快速取穴技巧

正坐位，屈膝，取犊鼻，自犊鼻向下量4横指处（3寸），按压有酸胀感（图1）。

上巨虚

调和肠胃
通经活络

国际编号 ST37

功能主治

腹痛，便秘；消化不良；下肢痿痹，膝关节肿痛。

标准定位

在小腿外侧，犊鼻下6寸，犊鼻与解溪连线上。

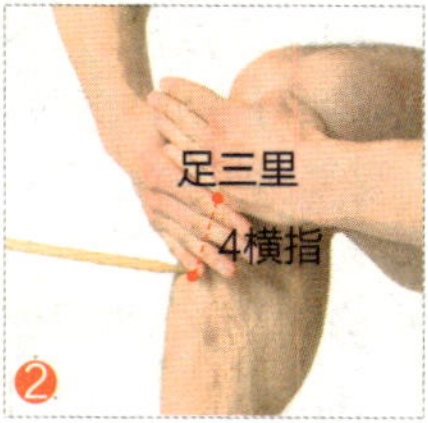

快速取穴技巧

坐位屈膝，从足三里向下量4横指（即3寸），在胫、腓骨之间可触及一凹陷处（图2）。

丰隆

健脾化痰　降逆和胃

国际编号　ST40

功能主治

咳嗽，痰多，哮喘；头晕；癫狂，癫痫；便秘。

标准定位

在小腿外侧，外踝尖上8寸，胫骨前肌外缘。

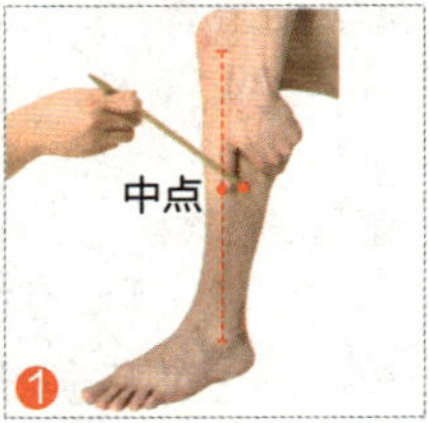

快速取穴技巧

坐位屈膝，确定犊鼻的位置，取犊鼻与外踝尖连线的中点，在腓骨略前方肌肉丰满处（图1）。

解溪

通利关节　镇惊安神

国际编号　ST41

功能主治

足下垂；癫狂，精神病。

标准定位

在踝区，踝关节前面中央凹陷中，踇长伸肌腱与趾长伸肌腱之间。

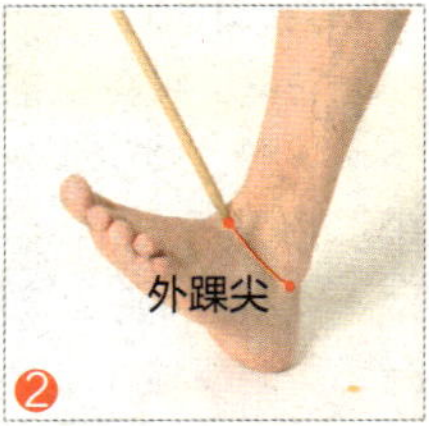

快速取穴技巧

正坐，足背屈，与外踝尖齐平，在趾长伸肌腱与踇长伸肌腱之间的凹陷中（图2）。

第四章

足太阴脾经

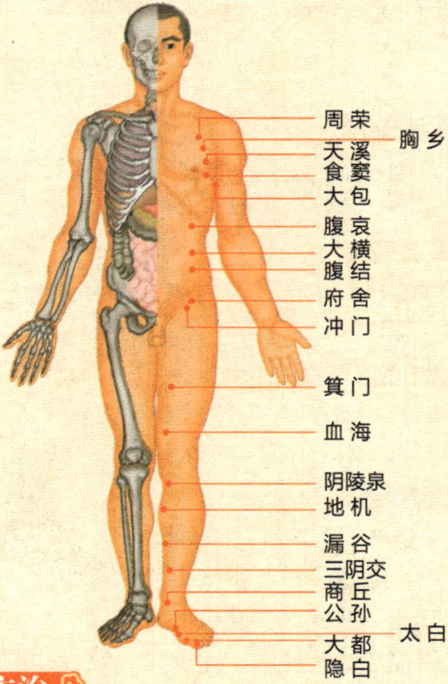

经络主治

消化系统疾病：消化不良、腹泻、便秘、胃肠功能紊乱等。

泌尿生殖系统疾病：月经不调、痛经、闭经、难产、盆腔炎、前列腺炎、遗精、阳痿等。

经脉所过部位的疾病：下肢瘫痪、风湿性关节炎等。

隐白

健脾宁神　调经统血

国际编号　SP1

功能主治

月经过多，崩漏，便血，尿血；牙龈出血；鼻出血；腹胀；癫狂，梦魇，小儿惊风。

标准定位

在足趾，大趾末节内侧，趾甲根角侧后方0.1寸（指寸）（图1）。

快速取穴技巧

正坐，足着地，在足大趾甲内侧缘线与基底部线之交点处（图2）。

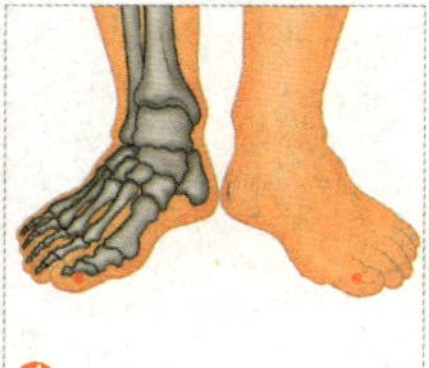

1

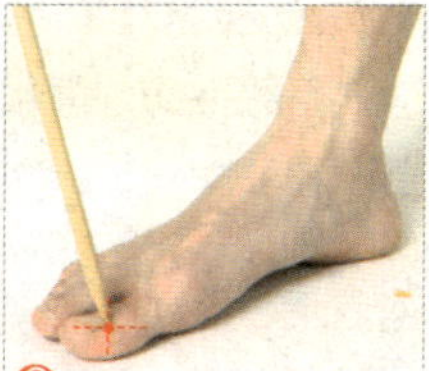

2

常见疗法

◎**灸法**　艾条灸10~15分钟。

◎**按摩法**　以拇指指尖或棒状物压迫此穴，或是以拇指与食指捏住足趾两侧，加以揉捏，间接刺激穴位。

最佳配伍

◎配地机、三阴交，适用于各种出血。

◎配大敦，适用于疝气。

大都

健脾和中　泄热止痛

国际编号　SP2

功能主治

腹胀，呕吐，腹泻，胃痛，便秘；热病无汗；中风后遗症；小儿抽搐；足趾痛，肢端寒冷。

标准定位

位于足趾，第1跖趾关节远端赤白肉际凹陷中（图1）。

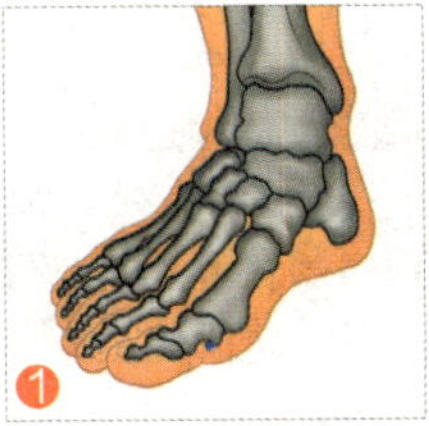

快速取穴技巧

正坐，在足大趾与足掌所构成的关节（第1跖趾关节）前下方掌背交界处可触及一凹陷（图2）。

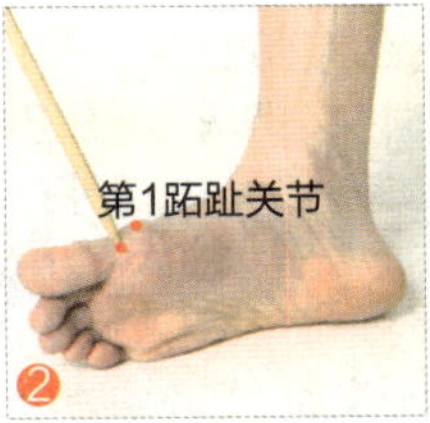

常见疗法

◎**灸法**　艾条灸10～15分钟。

◎**按摩法**　以手指指腹或指节向下按压，并作圈状按摩。

最佳配伍

◎配足三里、天枢，适用于缓解腹胀。

◎配公孙、中脘，适用于缓解胃痛。

太白

健脾胃 清内热

国际编号 SP3

功能主治

先天性脾虚，胃痛，便秘，肠鸣，腹胀，腹痛，泄泻，呕吐，痢疾；肢倦，血糖不稳，身重；痔疮；心痛；腰痛；下肢麻痹或疼痛，脚气。

标准定位

位于跖区，第1跖趾关节近端赤白肉际凹陷中（图1）。

快速取穴技巧

坐位，在足大趾与足掌所构成的关节（第1跖趾关节）后下方掌背交界线处可触及的凹陷处即是（图2）。

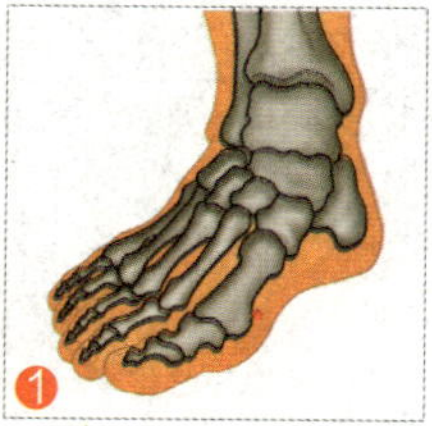

1

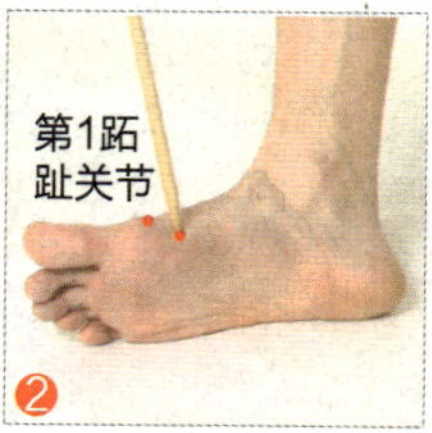

2

常见疗法

◎**灸法** 艾炷灸3～5壮或艾条灸10～15分钟。

◎**按摩法** 稍微翻转足背，四指握住足背，以拇指指腹按压，并作圈状按摩。

最佳配伍

配承山、二白，适用于痔疮。

公孙

健脾和胃 调理冲任

国际编号 SP4

功能主治

胃脘痛，胃脘堵闷，腹痛，泄泻，便血；胸闷。

标准定位

位于跖区，第1跖骨底的前下缘的赤白肉际处（图1）。

快速取穴技巧

在足大趾与足掌所构成的关节（第1跖趾关节）内侧，往后用手推有一弓形骨（足弓），在弓形骨后端下缘可触及一凹陷，按压有酸胀感（图2）。

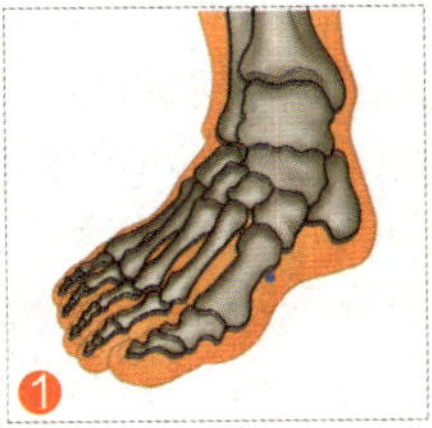

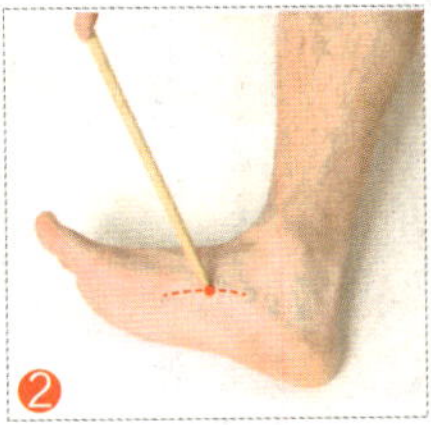

常见疗法

◎**灸法** 艾炷灸3～5壮或艾条灸5～10分钟。

◎**按摩法** 翻转足背，四指握住足背，以拇指指腹按压，并左右移动足尖刺激穴位。

最佳配伍

◎配足三里、中脘、内关，适用于胃痛。

◎配申脉、昆仑，适用于缓解足跟痛。

商丘

健脾化湿　通调肠胃

国际编号　SP5

功能主治

足踝疼痛；痔疮；腹胀，腹痛，泄泻，便秘，黄疸，消化不良；脚气，水肿；小儿惊厥，百日咳。

标准定位

在踝区，内踝前下方，舟骨粗隆与内踝尖连线中点凹陷中（图1）。

快速取穴技巧

侧坐垂足，取内踝前缘直线与内踝下缘横线之交点处，按压有酸胀感（图2）。

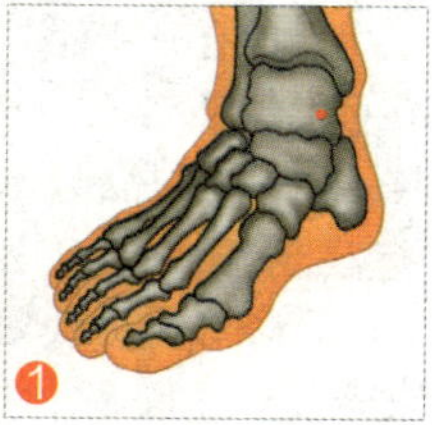

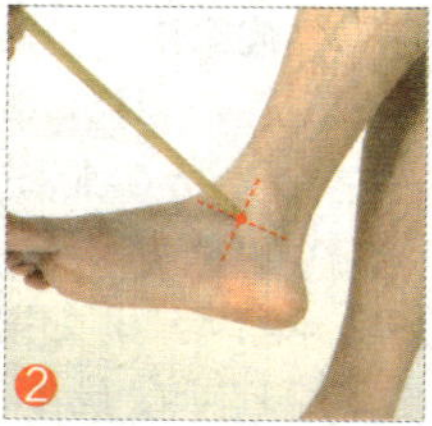

常见疗法

◎**灸法**　艾炷灸3～5壮或艾条灸5～10分钟。

◎**按摩法**　以手指指腹或指节向下按压，并作圈状按摩。

最佳配伍

◎配申脉、昆仑、太溪，适用于足跟痛。

◎配足三里、气海，适用于缓解腹胀肠鸣。

三阴交

健脾和胃
调经止带

国际编号 SP6

功能主治

月经不调，崩漏，痛经，赤白带下；遗精，阳痿，早泄，疝气；遗尿，水肿，小便不利；腹胀，泄泻；足痿，脚气；瘾疹，湿疹；失眠，头痛，头晕。

标准定位

在小腿内侧，内踝尖上3寸，胫骨内侧缘后际（图1）。

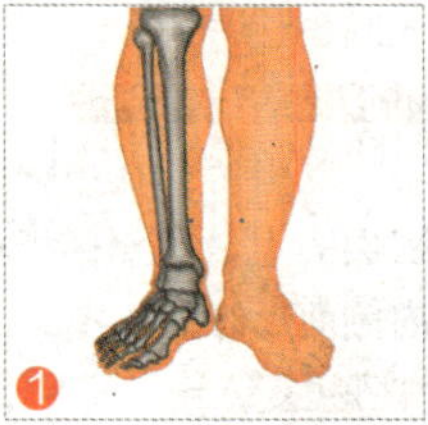

快速取穴技巧

侧坐垂足，在内踝尖直上4横指处，胫骨内侧面后缘，按压有酸胀感（图2）。

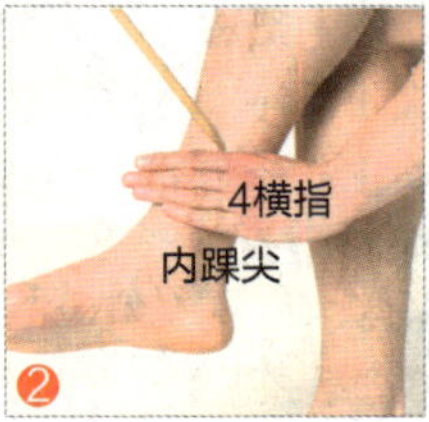

常见疗法

◎**灸法** 艾炷灸5～9壮，艾条灸5～10分钟。

◎**按摩法** 以手指指腹或指节向下按压，并作圈状按摩。

最佳配伍

◎配中极，适用于月经不调。

◎配大敦，适用于缓解疝气。

漏谷

利尿除湿

国际编号 SP7

功能主治

腹胀，肠鸣；小便不利；下肢痿痹，湿痹不能行，女性漏下赤白，肩胛部位疼痛；尿路感染；精神疾病。

标准定位

在小腿内侧，内踝尖上6寸，胫骨内侧缘后际（图1）。

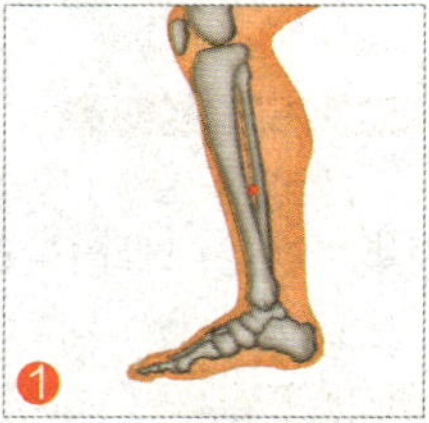

快速取穴技巧

取坐位，在小腿内侧从内踝尖向上量2个4横指处，胫骨内侧面后缘处（图2）。

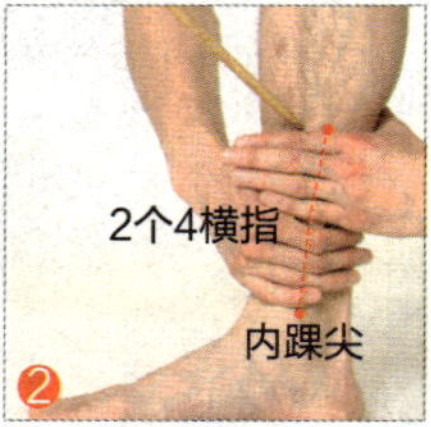

常见疗法

◎**灸法**　艾炷灸5～9壮，艾条灸5～10分钟。

◎**按摩法**　以手指指腹或指节向下按压，并作圈状按摩。

最佳配伍

◎配足三里，适用于腹胀、肠鸣。

◎配阴陵泉，适用于改善下肢痿痹。

地机

调经止带

国际编号 SP8

功能主治

腹痛，泄泻，遗精，阳痿；小便不利，水肿；月经不调，痛经；腰痛；乳腺炎；下肢痿痹。

标准定位

在小腿内侧，阴陵泉下3寸，胫骨内侧缘后际（图1）。

快速取穴技巧

取坐位，在小腿内侧，内踝尖与阴陵泉连线上，阴陵泉下4横指（即3寸）处（图2）。

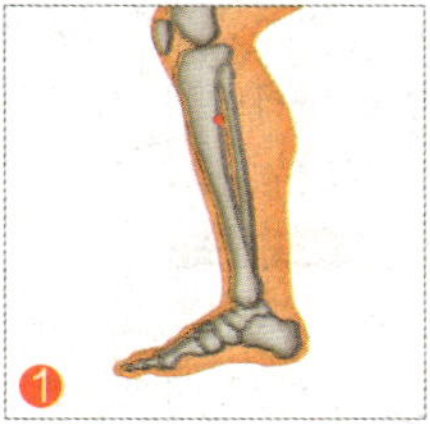

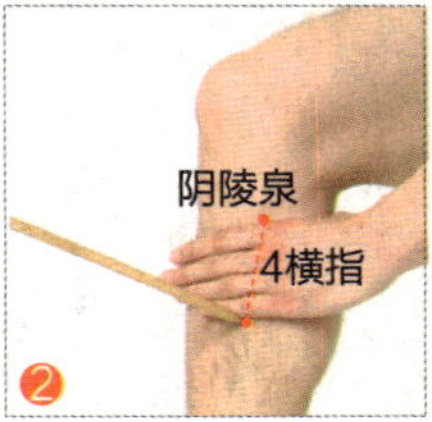

常见疗法

◎**灸法** 艾炷灸或温针灸3～5壮，艾条灸5～10分钟。

◎**按摩法** 以手指指腹或指节向下按压，并作圈状按摩。

最佳配伍

◎配子宫，适用于痛经。

◎配血海，适用于功能性子宫出血。

阴陵泉

通经活络

国际编号 SP9

功能主治

水肿，黄疸；腹胀，泄泻；膝痛；阴茎痛，痛经，女性阴痛；低血压；便秘，尿频；失眠。

标准定位

在小腿内侧，胫骨内侧髁下缘与胫骨内侧缘之间的凹陷中（图1）。

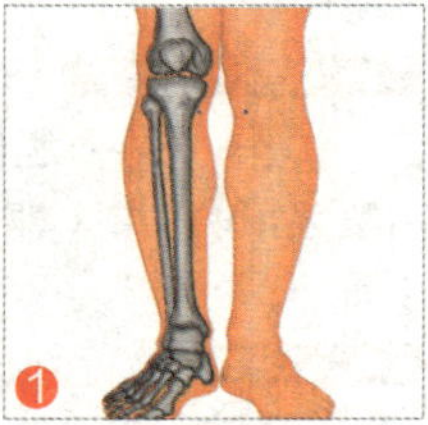

快速取穴技巧

侧坐屈膝，在膝部内侧胫骨内侧，髁后下方约胫骨粗隆下缘齐平处，按压有酸胀感（图2）。

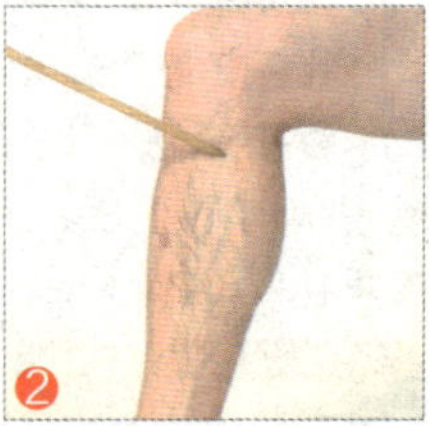

常见疗法

◎**灸法**　艾炷灸5～9壮，或艾条灸5～10分钟。

◎**按摩法**　以手指指腹或指节向下按压，并作圈状按摩。

最佳配伍

◎配肝俞、至阳，适用于改善黄疸。

◎配阳陵泉、膝关、鹤顶，适用于膝关节炎。

血海

调经统血

国际编号 SP10

功能主治

月经不调，痛经，经闭；湿疹，荨麻疹，瘾疹，丹毒，神经性皮炎；膝关节炎，下肢溃疡。

标准定位

在股前区，髌底内侧端上2寸，股内侧肌隆起处（图1）。

快速取穴技巧

侧坐，屈膝90°，用左手掌心对准右髌骨中央，手掌伏于膝盖上，拇指与其他四指成45°，拇指尖所到之处（图2）。

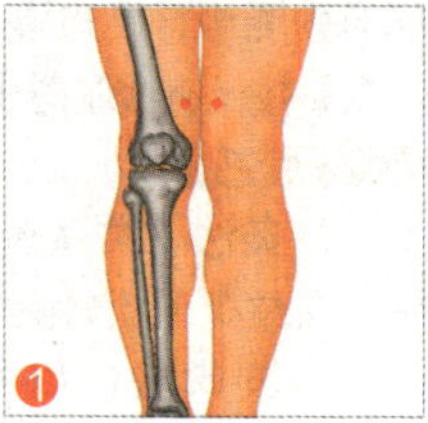

1

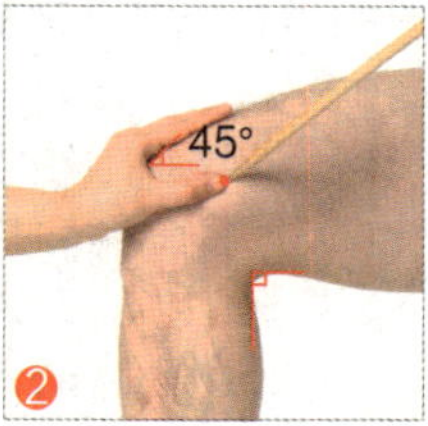

2

常见疗法

◎**灸法**　艾炷灸5～9壮，艾条灸5～10分钟。

◎**按摩法**　竖起拇指，手掌可作覆盖膝盖状，以拇指指腹向下按压，并作圈状按摩。

最佳配伍

配犊鼻、阴陵泉，适用于缓解膝关节疼痛。

箕门

健脾渗湿　通利下焦

国际编号　SP11

功能主治

腹股沟肿痛；小便不利，遗尿；精力减退。

标准定位

在股前区，髌底内侧端与冲门的连线上1/3与下2/3交点，长收肌和缝匠肌交角的动脉搏动处（图1）。

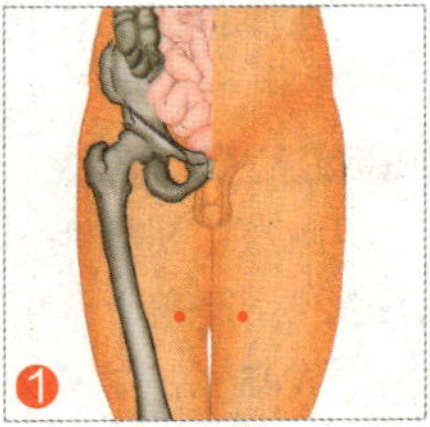

快速取穴技巧

坐位，两腿微张开，于缝匠肌内侧缘，距血海上2个4横指处，按压有酸胀感（图2）。

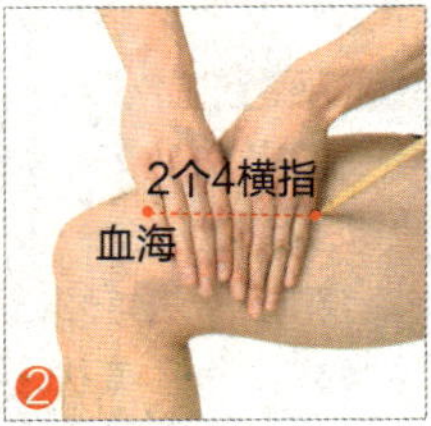

常见疗法

◎**灸法**　艾条灸5～10分钟，艾炷灸或温针灸3～5壮。

◎**按摩法**　以手指指腹或指节向下按压，并作圈状按摩。

最佳配伍

◎配然谷、行间，利水通淋，适用于淋证。

◎配合阳、三阴交，适用于改善带下。

◎配通里、大敦、膀胱俞，适用于小儿遗尿、尿失禁。

第五章

手少阴心经

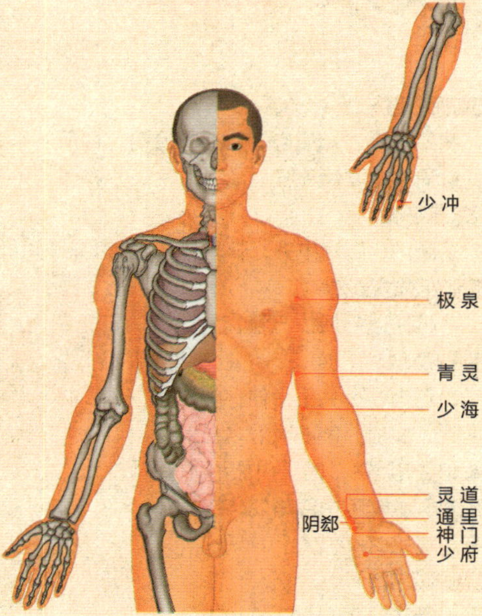

经络主治

心血管疾病： 心动过速、心动过缓、心绞痛等。

神经、精神疾病： 神经衰弱、精神分裂症、癫痫等。

经脉所过部位的疾病： 胁痛、肘臂痛等。

极泉

宽胸宁神

国际编号 HT1

功能主治

胸闷气短，心痛心悸；肘臂冷痛，四肢不举；腋臭；肩周炎；乳汁分泌不足。

标准定位

在腋区，腋窝中央，腋动脉搏动处（图1）。

快速取穴技巧

◎屈肘上臂外展，于腋窝中部动脉搏动处（图2）。

◎正坐，一只手平伸，举掌向上，屈肘，掌心对着自己的头部，用另一只手的中指尖按压对侧腋窝正中凹陷处，按压有酸痛感。

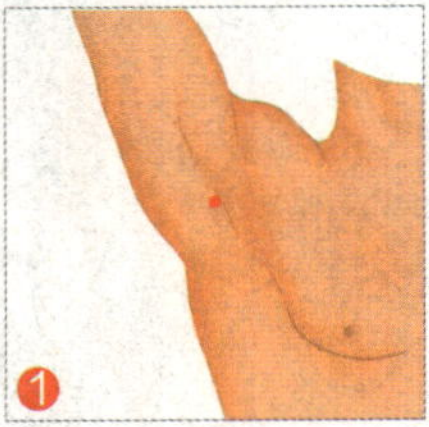

1

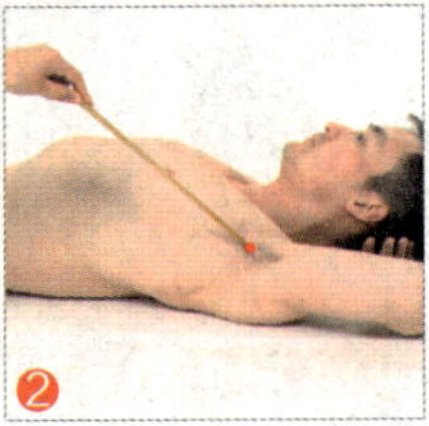

2

常见疗法

◎**灸法**　艾条灸5~10分钟。

◎**按摩法**　以手指指腹按压，也可以将四指置于肩头，以拇指按压穴位。

最佳配伍

配内关、尺泽、合谷，适用于中风后遗症。

青灵

宽胸宁心

国际编号 HT2

功能主治

神经性头痛，心痛，胁痛，肩臂痛，心绞痛。

标准定位

在臂前区，肘横纹上3寸，肱二头肌的内侧沟中（图1）。

快速取穴技巧

◎先取肘横纹尺侧端的少海，于少海穴4横指（即3寸）处，与极泉成直线位上（图2）。

◎屈肘举臂，在极泉与少海连线的上2/3 与下1/3交点处，肱二头肌的尺侧缘。

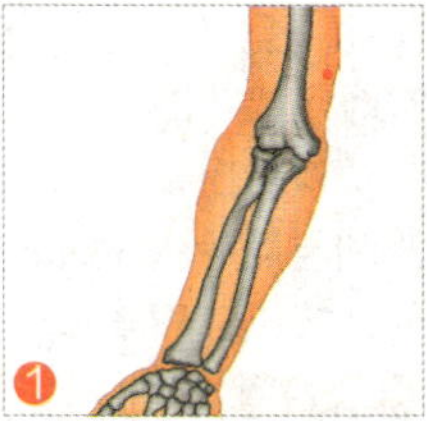

1

常见疗法

◎**灸法**　艾炷灸3～5壮或艾条灸5～10分钟。

◎**按摩法**　以手指指腹或指节向下按压，并作圈状按摩。

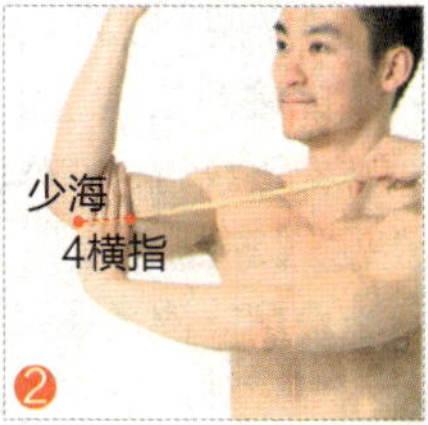

2

最佳配伍

配肩髃、曲池，可以减轻肩臂疼痛。

少海

宁心安神 理气通络

国际编号 HT3

功能主治

心痛，肘臂挛痛，麻木；手颤；瘰疬；腋胁痛；三叉神经痛；落枕；神经衰弱；下肢痿痹；疔疮。

标准定位

在肘前区，横平肘横纹，肱骨内上髁前缘处（图1）。

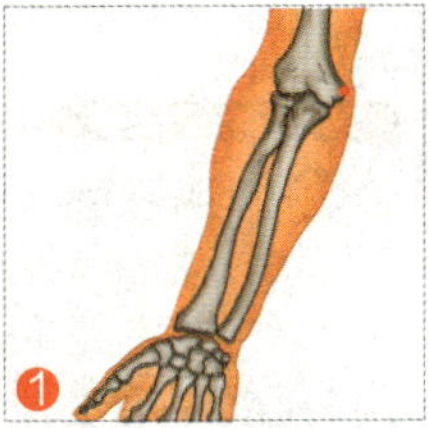

快速取穴技巧

◎屈肘举臂，以手抱头，在肘内侧横纹尽头处，按压时有酸胀感（图2）。

◎屈肘举臂，在肘横纹内侧端与肱骨内上髁连线的中点处，按压有酸胀感。

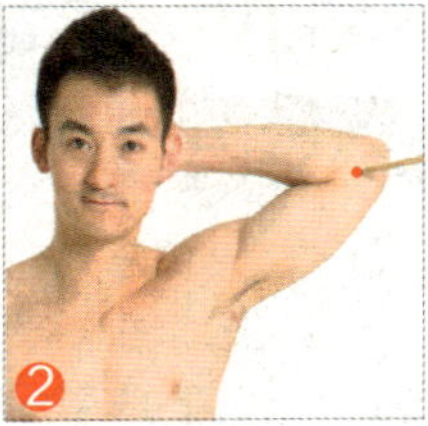

常见疗法

◎**灸法** 艾条灸5~10分钟。

◎**按摩法** 以手指指腹或关节向下按压，并作圈状按摩。

最佳配伍

◎配曲池，适用于肘臂挛痛。

◎配神门、内关，适用于心率过缓。

灵道

安神宁心　活血通络

国际编号　HT4

功能主治

心痛，暴喑，瘛疭；失眠；精神分裂症；失语；舌骨肌麻痹或萎缩。

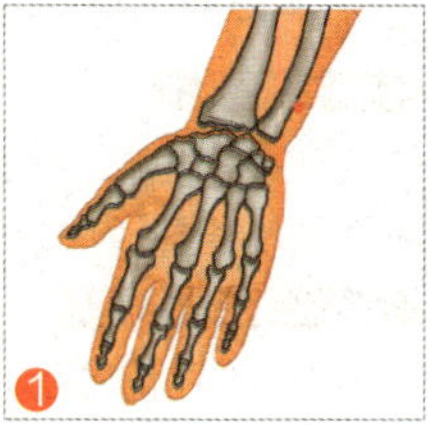

标准定位

在前臂前区，腕掌侧远端横纹上1.5寸，尺侧腕屈肌腱的桡侧缘（图1）。

快速取穴技巧

仰掌，在尺侧腕屈肌腱桡侧缘，腕横纹上1.5寸（图2）。

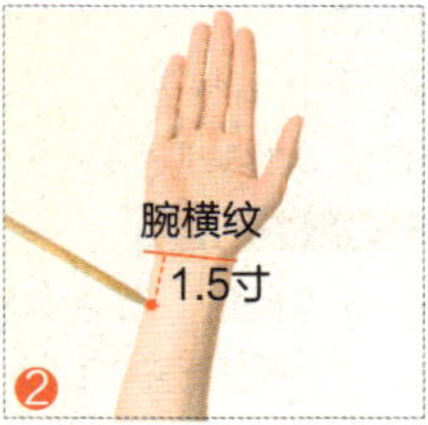

常见疗法

◎**灸法**　艾炷灸1~3壮或艾条灸5~10分钟。

◎**按摩法**　以手指指腹或指节向下按压，并作圈状按摩。

◎**刺法**　直刺0.5~0.8寸。

最佳配伍

◎配内关，适用于胸痹心痛。

◎配天突，适用于缓解暴喑不能言症状。

◎配心俞，适用于心痛。

通里

安神宁心　通经活络

国际编号　HT5

功能主治

蛔虫症，绕脐腹痛，泄泻，痢疾；便秘；疝气；支气管炎，阳痿，脚气；心悸；眼部充血。

标准定位

在前臂前区，腕掌侧远端横纹上1寸，尺侧腕屈肌腱的桡侧缘（图1）。

快速取穴技巧

仰掌，在前臂前区，于尺侧腕屈肌桡侧缘，在神门与少海连线上，神门上1寸处，按压时有明显的酸胀感（图2）。

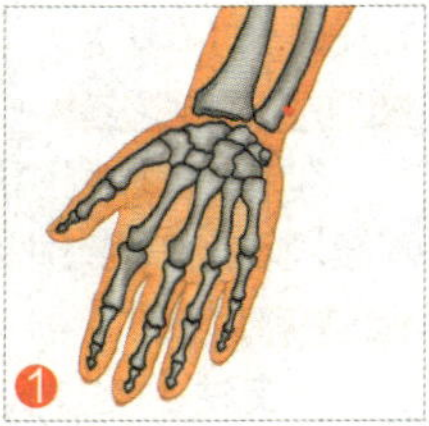

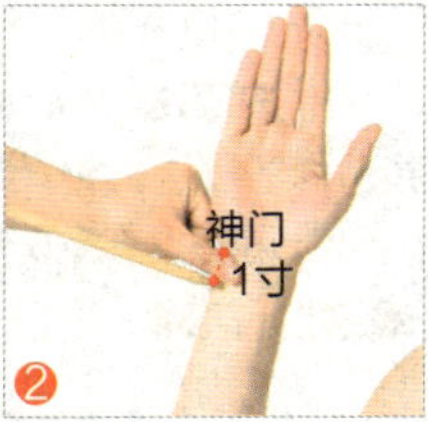

常见疗法

◎**灸法**　艾条灸5~10分钟。

◎**按摩法**　以手指指腹或指节向下按压，并作圈状按摩。

最佳配伍

◎配廉泉、哑门，适用于缓解不语症状。

◎配内关、神门，适用于缓解心悸。

阴郄

清心安神 固表止汗

国际编号 HT6

功能主治

心痛，惊悸；骨蒸盗汗；吐血，衄血，暴喑；神经衰弱，癫痫；心绞痛；肺结核；子宫内膜炎。

标准定位

在前臂前区，腕掌侧远端横纹上0.5寸，尺侧腕屈肌腱的桡侧缘（图1）。

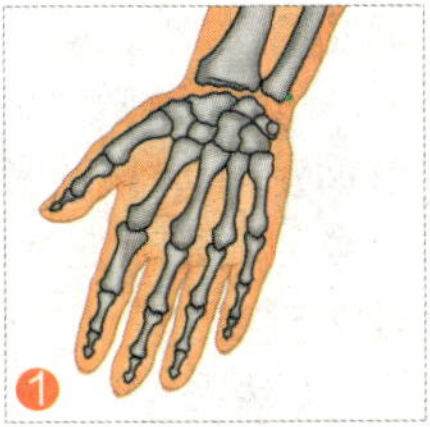

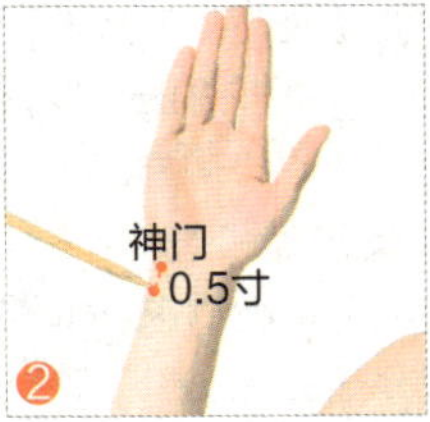

快速取穴技巧

仰掌，前臂前区，于尺侧腕屈肌桡侧，在神门与少海连线上，神门上0.5寸，即半指（拇指）（图2）。

常见疗法

◎**灸法** 间接灸3～5壮，艾条灸5～10分钟。

◎**按摩法** 以手指指腹或指节向下按压，并作圈状按摩。

最佳配伍

◎配大陵、间使，适用于缓解癫痫症状。

◎配大椎，适用于阴虚盗汗。

神门

安神宁心　通经活络

国际编号　HT7

功能主治

失眠健忘；心痛，惊悸，心烦，胸痛；神经衰弱，癫狂，痴呆；高血压；产后失血；扁桃体炎。

标准定位

在腕前区，腕掌侧远端横纹尺侧端，尺侧腕屈肌腱的桡侧缘（图1）。

快速取穴技巧

仰掌，在腕骨后缘，尺侧腕屈肌的桡侧，在掌后第1横纹上，按压有酸痛感即为本穴（图2）。

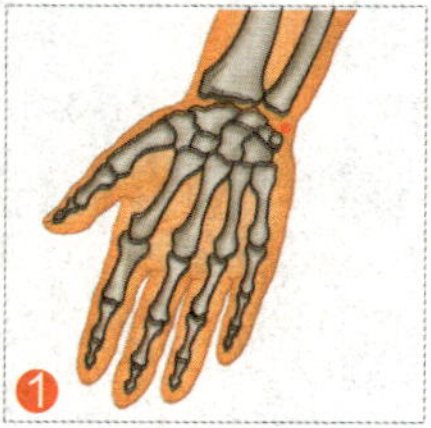

常见疗法

◎**灸法**　艾炷灸1～3壮，艾条灸5～15分钟。

◎**按摩法**　以拇指指腹向下按压约30秒。

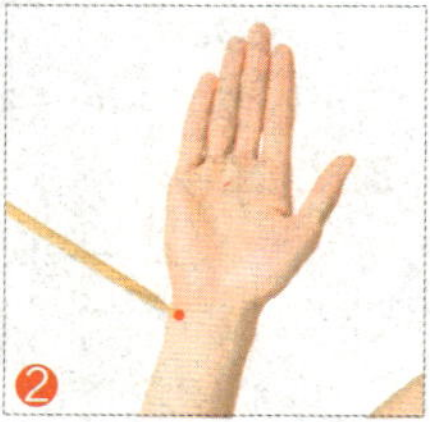

最佳配伍

◎配内关、心俞，适用于心痛。

◎配内关、三阴交，适用于健忘、失眠。

少府

清心泻火 理气活络

国际编号 HT8

功能主治

心悸，胸痛，心律不齐；阴痛，阴部瘙痒；痈疡；小指挛痛；遗尿，尿潴留；月经过多；癔症；臂神经痛；肋间神经痛。

标准定位

在手掌，横平第5掌指关节近端，第4、5掌骨之间（图1）。

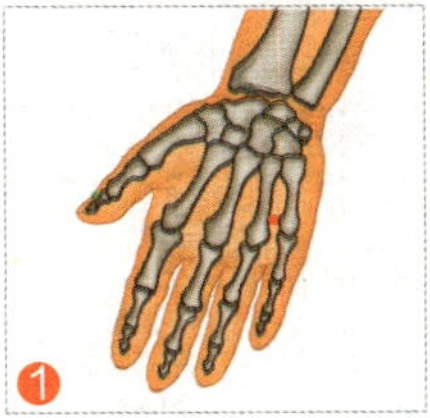

快速取穴技巧

仰掌，在手掌面，握拳，手指屈向掌心横纹，在小指尖下凹陷处，按压有酸痛感即为本穴（图2）。

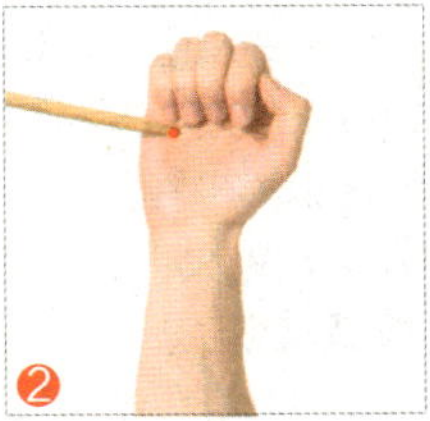

常见疗法

◎**灸法** 艾炷灸3～5壮，或者艾条灸5～10分钟。

◎**按摩法** 以拇指指腹向下按压少府穴。

最佳配伍

◎配内关，适用于心悸。

◎配地机，适用于缓解阴部瘙痒。

少冲

醒脑开窍

国际编号 HT9

功能主治

心悸，心痛，胸胁痛；癫狂，热病，昏迷，小儿休克；脑出血。

标准定位

在手指，小指末节桡侧，指甲根角侧上方0.1寸（指寸）（图1）。

快速取穴技巧

俯掌伸指，在手小指指甲底部与小指桡侧缘引线（掌背交界线）的交点处即是（图2）。

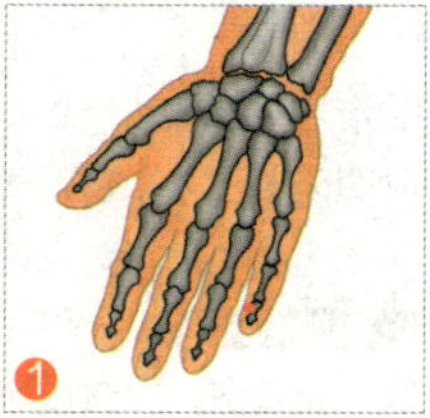

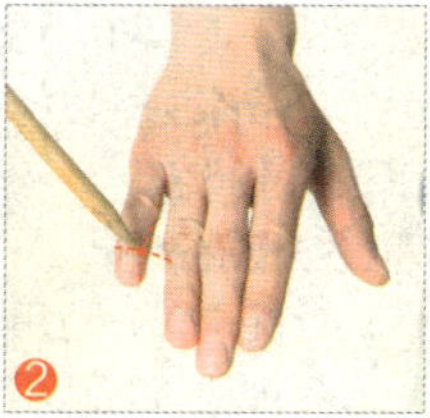

常见疗法

◎**灸法** 艾炷灸3～5壮，艾条灸5～10分钟。

◎**按摩法** 以指尖或棒状物按摩本穴，或用拇指和食指捏住小指两侧，向指甲方向稍用力揉捏，间接刺激穴位。

最佳配伍

配风府、水沟、十宣、合谷，适用于中风昏迷。

第六章

手太阳小肠经

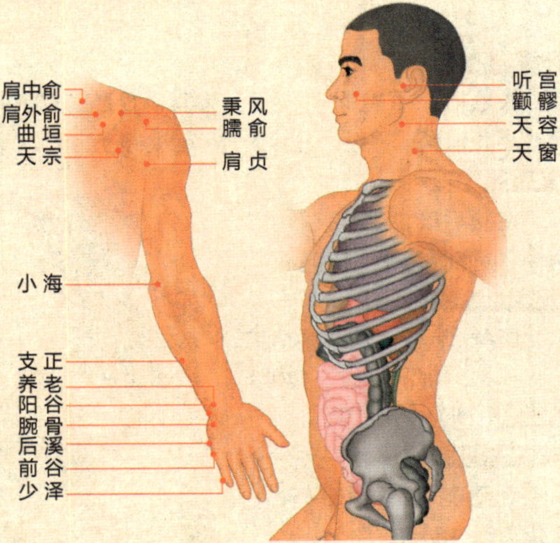

经络主治

头面五官疾病：耳聋、中耳炎、腮腺炎、扁桃体炎、眼病等。

经脉所过部位的疾病：肩背疼痛等。

阳谷

清心明目 镇惊聪耳

国际编号 SI5

功能主治

头颔肿，手腕痛；热病；头痛，目眩；精神疾病；小儿惊风；神经性耳聋，耳鸣；痔疮。

标准定位

在腕后区，尺骨茎突与三角骨之间的凹陷中（图1）。

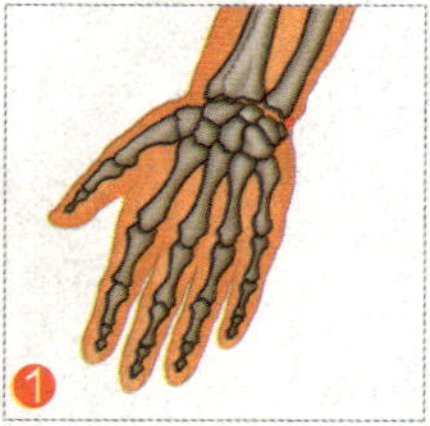

快速取穴技巧

屈肘，掌心向下，由腕骨穴向腕部推，相隔一骨（三角骨）的凹陷处即为本穴（图2）。

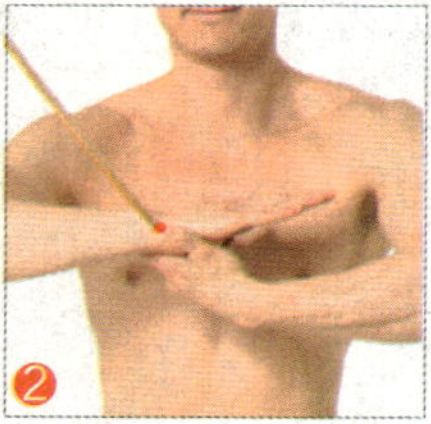

常见疗法

◎**灸法** 艾炷灸3～5壮，艾条灸5～15分钟。

◎**按摩法** 以手指指腹或指节向下按压，并作圈状按摩。

最佳配伍

◎配阳池，适用于腕部疼痛。

◎配间使，适用于癫痫。

养老

明目清热 通经活络

国际编号 SI6

功能主治

目视不明；肩背肘臂酸痛；急性腰痛；落枕；中风后遗症；远视，近视；耳聋。

标准定位

在前臂后区，腕背横纹上1寸，尺骨头桡侧凹陷中（图1）。

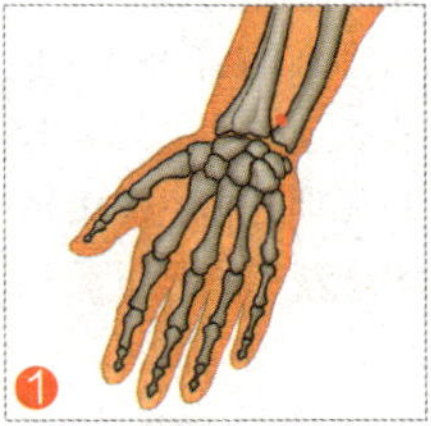

快速取穴技巧

正坐，掌心向胸，用另一手指按在尺骨小头的最高点上，然后掌心转向胸部，在手指滑入的骨缝中，按压有酸胀感（图2）。

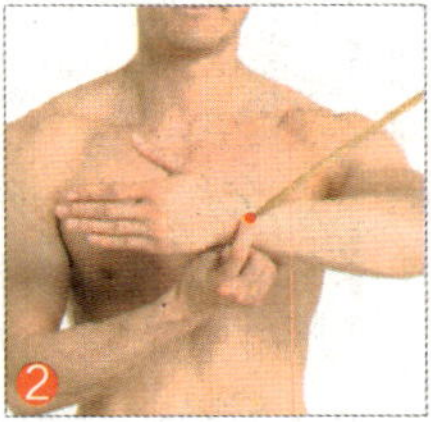

常见疗法

◎**灸法** 艾炷灸3～5壮，艾条灸5～15分钟。

◎**按摩法** 以手指指腹或指节向下按压，并作圈状按摩。

最佳配伍

◎配华佗夹脊，适用于缓解颈椎病。

◎配水沟，适用于急性腰扭伤。

支正

安神定志

国际编号 SI7

功能主治

头痛，项强，关节松弛无力，十二指肠溃疡，肘部酸痛；皮肤赘生小疣；糖尿病；神经衰弱。

标准定位

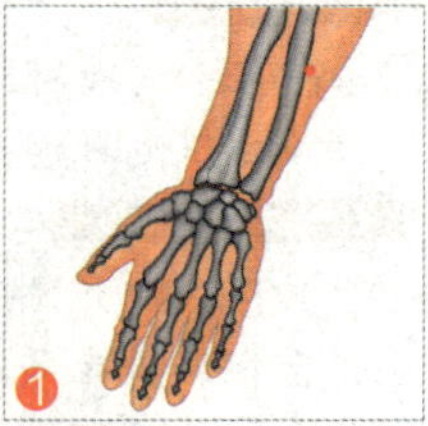

在前臂后区，腕背侧远端横纹上5寸，尺骨尺侧与尺侧腕屈肌之间（图1）。

快速取穴技巧

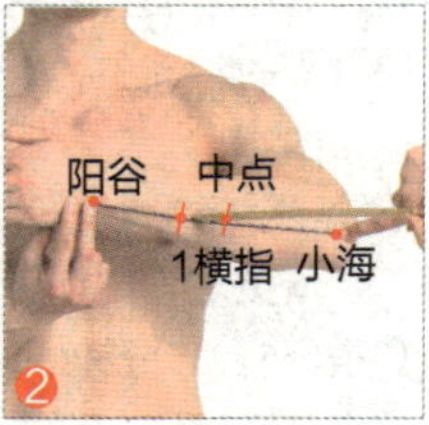

正坐，掌心向胸，在阳谷与小海连线中点，再朝手掌方向量1横指（图2）。

常见疗法

◎**灸法**　艾炷灸3～5壮，艾条灸5～15分钟。

◎**按摩法**　以手指指腹或指节向下按压，并作圈状按摩。

◎**刺法**　可以直刺或者斜刺 0.5～0.8寸。

最佳配伍

◎配合谷，适用于头痛。

◎配劳宫、少府，适用于缓解舌尖痛。

小海

清热祛风 宁神定志

国际编号 SI8

功能主治

肘臂疼痛；癫痫；头痛；精神分裂症；耳鸣，耳聋，网球肘。

标准定位

在肘后区，尺骨鹰嘴与肱骨内上髁之间凹陷中（图1）。

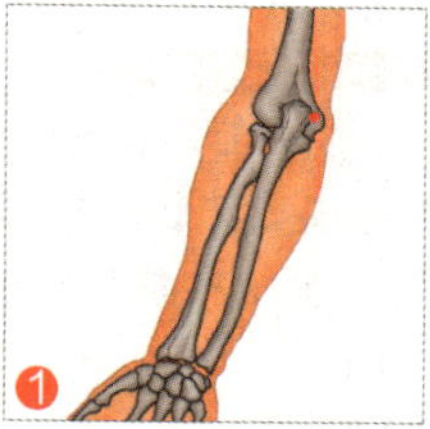

1

快速取穴技巧

屈肘举臂，在肘横纹平齐之尺骨鹰嘴与肱骨内上髁之间，用手弹拨该部位，有麻感可直达小指（图2）。

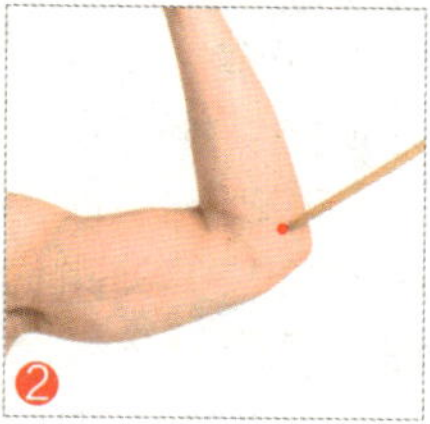

2

常见疗法

◎**灸法** 艾炷灸3～5壮，艾条灸5～15分钟。

◎**按摩法** 以手指指腹或指节向下按压，并作圈状按摩。

最佳配伍

◎配曲池、手三里，适用于肘臂疼痛。

◎配合谷、颊车，适用于缓解咽喉炎、颊肿。

肩贞

通经活络

国际编号 SI9

功能主治

肩臂麻痛，肩周炎；瘰疬；耳鸣，耳聋；中风后遗症；头痛。

标准定位

在肩胛区，肩关节后下方，腋后纹头直上1寸即为本穴（图1）。

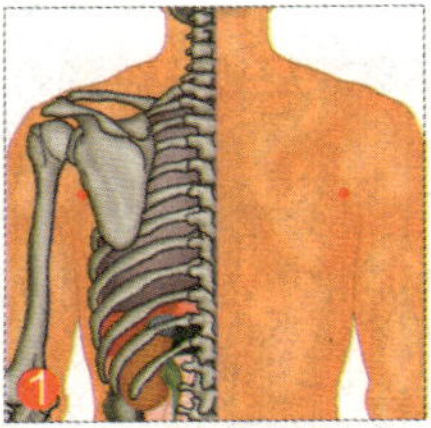

快速取穴技巧

正立垂肩，臂内收时，腋后纹头直上1寸，三角肌后缘处，按压有酸胀感即为本穴（图2）。

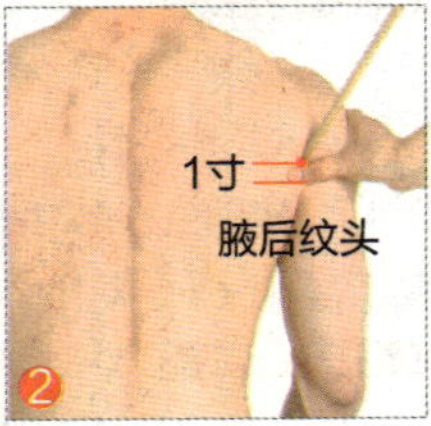

常见疗法

◎**灸法** 艾炷灸3～7壮，艾条灸5～15分钟。

◎**按摩法** 以手指指腹或指节向下按压，并作圈状按摩。

最佳配伍

◎配曲池、手三里，适用于上肢不遂。

◎配肩髃、肩髎，适用于肩周炎。

天窗

宁心定志 聪耳开窍

国际编号 SI16

功能主治

耳鸣，耳聋，聤耳；齿痛，牙关不利；三叉神经痛。

标准定位

在颈部，横平喉结，胸锁乳突肌后缘。

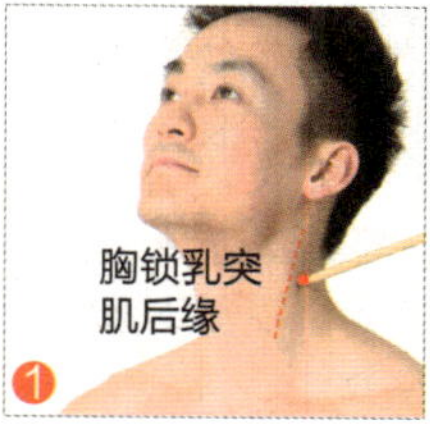

快速取穴技巧

侧坐位，平甲状软骨与舌骨肌之间的廉泉穴，于胸锁乳突肌后缘，按压时有明显的酸胀感（图1）。

天容

舒筋活络 聪耳利咽

国际编号 SI17

功能主治

咽喉肿痛，牙龈炎，暴喑，扁桃体炎；哮喘。

标准定位

在颈部，下颌角后方，胸锁乳突肌的前缘凹陷中。

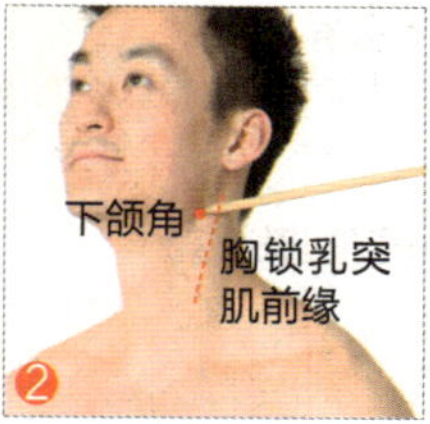

快速取穴技巧

侧坐位，头转向对侧，在颈部外侧部，平下颌角，在胸锁乳突肌的前缘凹陷中（图2）。

颧髎

消肿止痛　清热祛风

国际编号　SI18

功能主治

口眼歪斜，眼睑瞤动；牙痛，面痛，三叉神经痛。

标准定位

在面部，颧骨下缘，目外眦直下凹陷中。

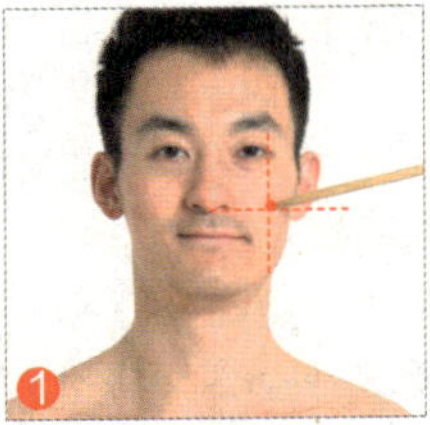

快速取穴技巧

坐位，在颧骨下缘平线与目外眦角垂线之交点处，约与迎香同高，按压有明显酸胀感（图1）。

听宫

宁心安神　聪耳开窍

国际编号　SI19

功能主治

耳鸣，耳聋，聤耳；失音；牙关不利；三叉神经痛。

标准定位

在面部，耳屏正中与下颌骨髁突之间的凹陷中。

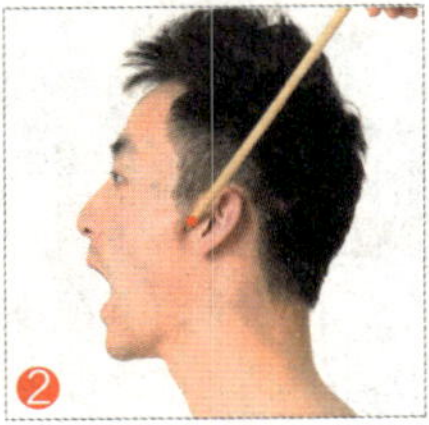

快速取穴技巧

侧坐位，微张口，在面部耳屏前，下颌骨髁状突的后方，张口有凹陷处，按之有酸胀感（图2）。

第七章

足太阳膀胱经

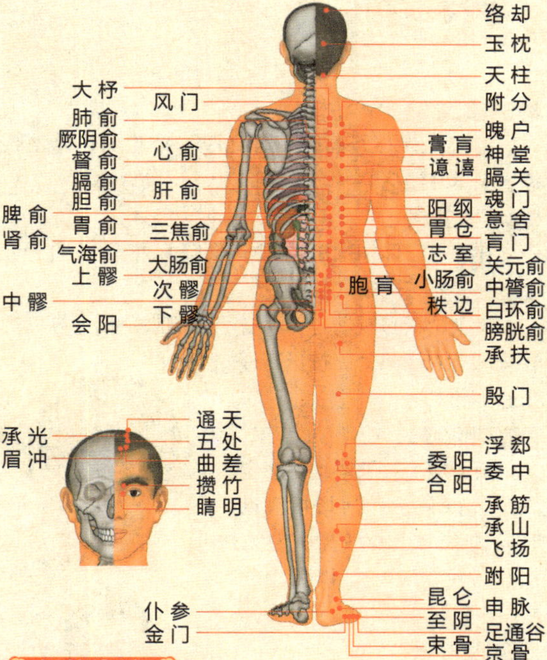

经络主治

泌尿生殖系统疾病：泄泻、遗精、月经不调、阳痿、痛经、盗汗等。

头面五官疾病：鼻衄、目视不明、耳鸣、鼻塞等。

睛明

明目清热

国际编号 BL1

功能主治

近视，视神经萎缩，青光眼，结膜炎；急性腰痛，坐骨神经痛。

标准定位

在面部，目内眦内上方眶内侧壁的凹陷中(图1)。

快速取穴技巧

正坐位，目视前方，手置于内侧眼角稍上方，轻轻按压有一凹陷处，按压有酸胀感（图2）。

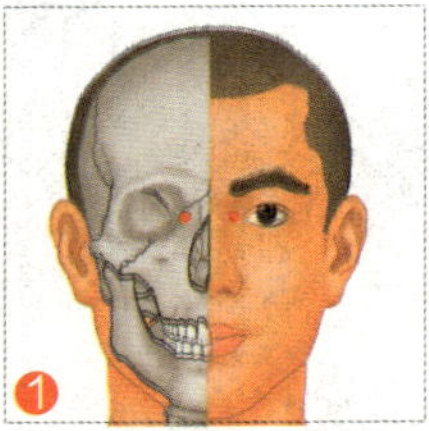

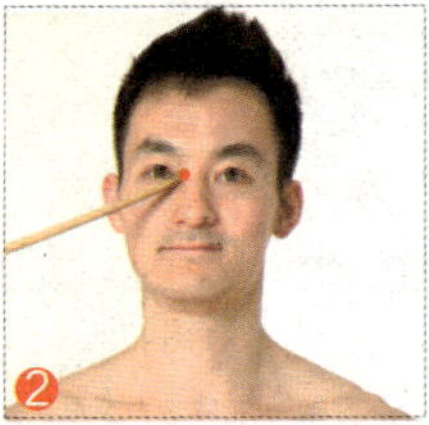

常见疗法

按摩法 按摩时最好闭上眼睛，以食指和拇指指腹同时向内、向上方按压，注意按压力度要适中，以免损伤眼睛。

最佳配伍

◎配光明、攒竹，适用于改善近视。

◎配后溪、水沟，适用于急性腰扭伤。

攒竹

疏风散热 活络明目

国际编号 BL2

功能主治

近视，视力减退；目赤肿痛，眼睑瞤动，迎风流泪，眼睑下垂，面肌痉挛；眉棱骨痛；头痛；腰痛。

标准定位

在面部，眉头凹陷中，额切迹处（图1）。

快速取穴技巧

正坐位，目视前方，在眉毛内侧端有一隆起处。以指尖在眉头处上下移动时，会感觉到有一条细筋，攒竹穴即在此处（图2）。

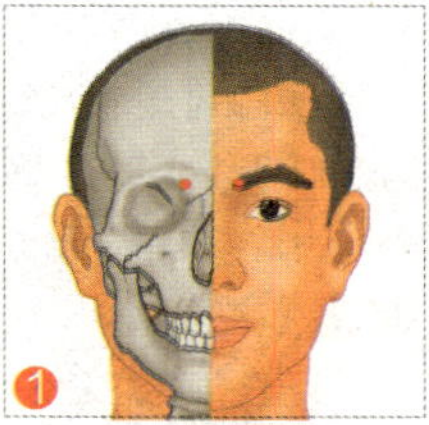
1

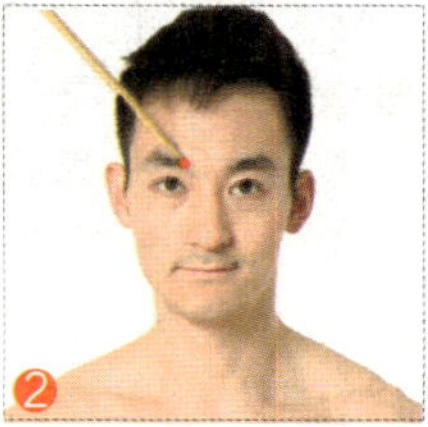
2

常见疗法

按摩法 自我保健时，可用两手拇指指腹揉按两侧的攒竹穴30～50次。

最佳配伍

◎配风池、太阳，适用于神经性头痛。

◎配内关、足三里，适用于缓解呃逆。

◎配阳白，适用于口眼歪斜、眼睑下垂。

大杼

舒筋活络　清热解表

国际编号　BL11

功能主治

肩、背、腰、骶、膝关节疼；发热，咳嗽，头痛，鼻塞；癫狂。

标准定位

在脊柱区，第1胸椎棘突下，后正中线旁开1.5寸（图1）。

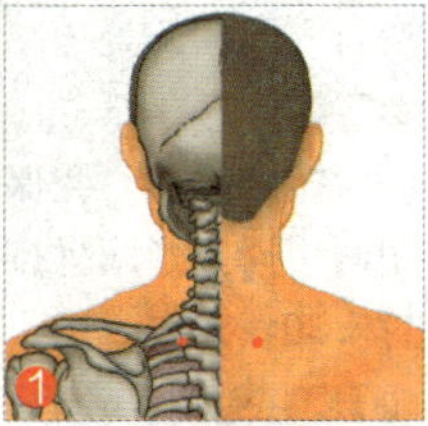

快速取穴技巧

坐位，先由颈背交界处椎骨的最高点（第7颈椎棘突）向下数1个椎骨棘突（第1胸椎棘突），再从该棘突向肩胛骨内侧缘引一垂线，垂线的中点处即为本穴（图2）。

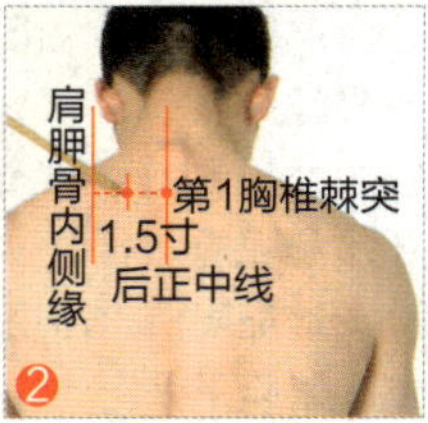

常见疗法

灸法　艾炷灸3～5壮或艾条灸5～10分钟。

最佳配伍

◎配大椎、风池、后溪，适用于颈椎病。

◎配颊车、合谷，适用于缓解牙痛。

风门

清热祛风　宣肺固表

国际编号　BL12

功能主治

伤风，咳嗽；发热，头痛，项强，肩背痛；胸中热；荨麻疹；遗尿。

标准定位

在脊柱区，第2胸椎棘突下，后正中线旁开1.5寸（图1）。

快速取穴技巧

坐位，先由颈背交界处椎骨的最高点（第7颈椎棘突）向下数2个椎骨棘突（第2胸椎棘突），再从该棘突向肩胛骨内侧缘引一垂线，垂线的中点处（图2）。

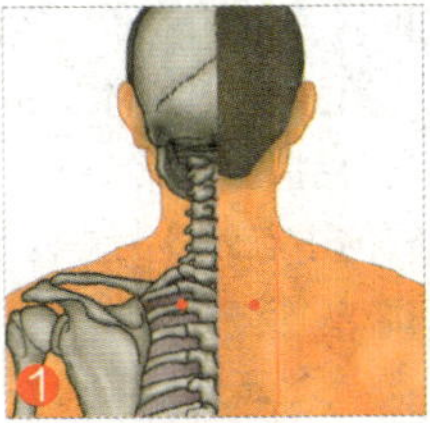

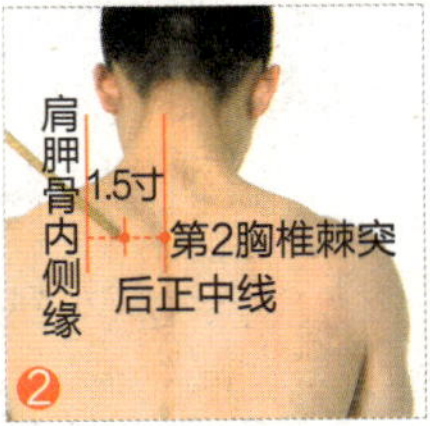

常见疗法

灸法　艾炷灸3～5壮或艾条灸5～10分钟。

最佳配伍

◎配肩井、中渚、支沟，适用于肩背酸痛。

◎配迎香、合谷、通天，适用于缓解鼻炎。

肺俞

宣肺解表 止咳平喘

国际编号 BL13

功能主治

发热，咳嗽，气喘，慢性支气管炎，咯血，胸满，骨蒸潮热，盗汗，落枕，鼻塞；肩背痛。

标准定位

在脊柱区，第3胸椎棘突下，后正中线旁开1.5寸（图1）。

快速取穴技巧

坐位，先由颈背交界处椎骨的最高点（第7颈椎棘突）向下数3个椎骨棘突（第3胸椎棘突），再从该棘突向肩胛骨内侧缘引一垂线，垂线的中点处即为本穴（图2）。

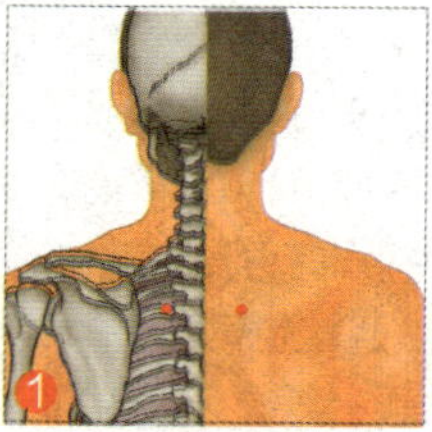

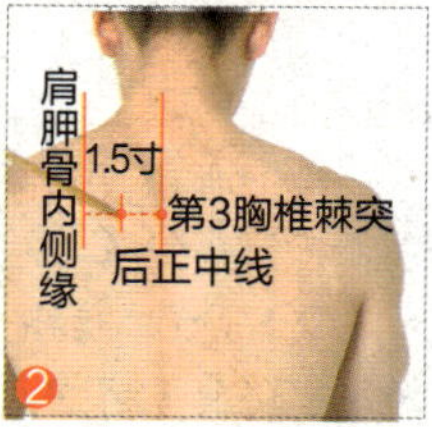

常见疗法

灸法　艾炷灸3～5壮或艾条灸5～10分钟。

最佳配伍

◎配太渊、天突，适用于缓解咳嗽。

◎配大椎、列缺，适用于感冒、发热。

厥阴俞

安神宽胸

国际编号 BL14

功能主治

心痛，心悸，心绞痛，风湿性心脏病；咳嗽，胸闷；神经衰弱；肋间神经痛。

标准定位

在脊柱区，第4胸椎棘突下，后正中线旁开1.5寸（图1）。

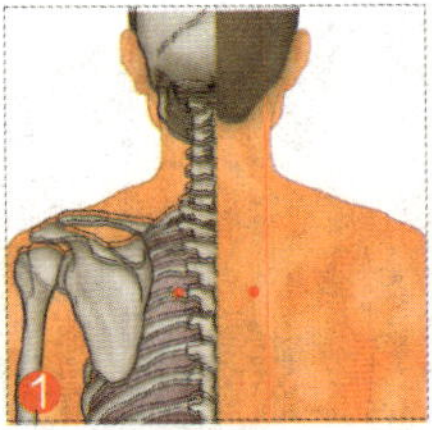

快速取穴技巧

取坐位，两肩胛骨下角水平线与脊柱相交所在的椎体为第7胸椎，向上数3个椎骨棘突（第4胸椎棘突），从该棘突向肩胛骨内侧缘引一垂线，垂线的中点处即为本穴（图2）。

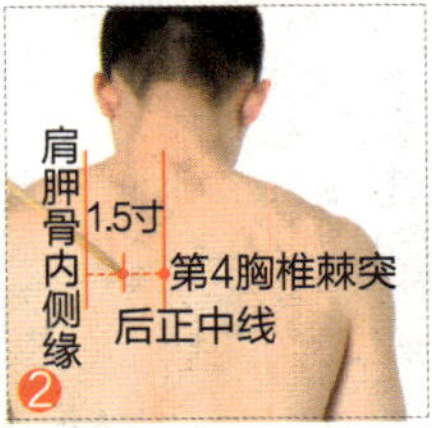

常见疗法

灸法 艾炷灸3～5壮或艾条灸5～10分钟。

最佳配伍

◎配神门、头临泣、内关，适用于心痛、心悸。

◎配膻中，适用于缓解胸闷不畅。

心俞

宁心安神

国际编号 BL15

功能主治

癫痫；心痛，心悸，胸闷，气短；失眠，健忘；咳嗽，吐血；梦遗，盗汗；肋间神经痛；低血压。

标准定位

在脊柱区，第5胸椎棘突下，后正中线旁开1.5寸（图1）。

快速取穴技巧

取坐位，两肩胛骨下角水平线与脊柱相交所在的椎体为第7胸椎，向上数2个椎骨棘突（第5胸椎棘突），从该棘突向肩胛骨内侧缘引一垂线，垂线的中点处即是（图2）。

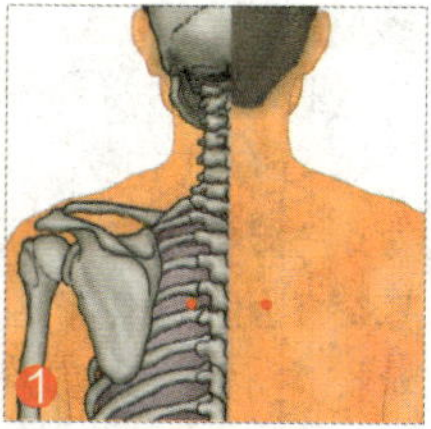

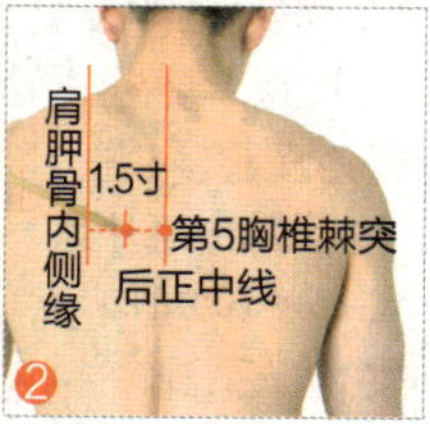

常见疗法

灸法　艾炷灸5～7壮或艾条灸5～10分钟。

最佳配伍

◎配神门、百会、四神聪，适用于缓解失眠、健忘。

◎配缺盆、肝俞、巨阙、鸠尾，适用于咯血。

督俞

宽胸理气

国际编号 BL16

功能主治

心痛，胸闷；胃痛，腹痛；咳嗽，气喘；皮肤瘙痒症；银屑病。

标准定位

在脊柱区，第6胸椎棘突下，后正中线旁开1.5寸（图1）。

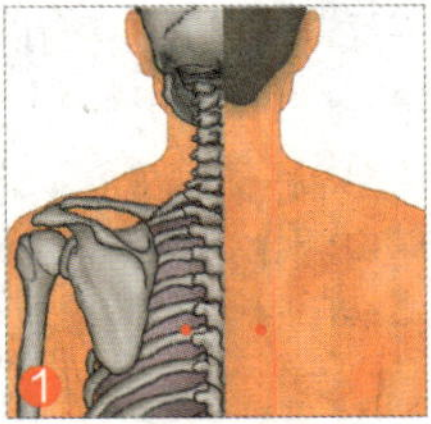

快速取穴技巧

取坐位，两肩胛骨下角水平线与脊柱相交所在的椎体为第7胸椎，向上数1个椎骨棘突（第6胸椎棘突），从该棘突向肩胛骨内侧缘引一垂线，垂线的中点处即为本穴（图2）。

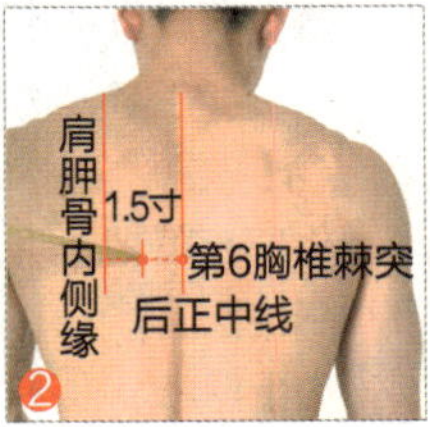

常见疗法

按摩法 按摩者以手指指腹或指节按摩督俞穴，也可用双掌按揉。

最佳配伍

配内关，可有效缓解胸闷、心痛等。

肝俞

清肝明目 安定心神

国际编号 BL18

功能主治

癫狂，痫证；胁痛，黄疸；目视不明；脊背痛；目疾。

标准定位

在脊柱区，第9胸椎棘突下，后正中线旁开1.5寸（图1）。

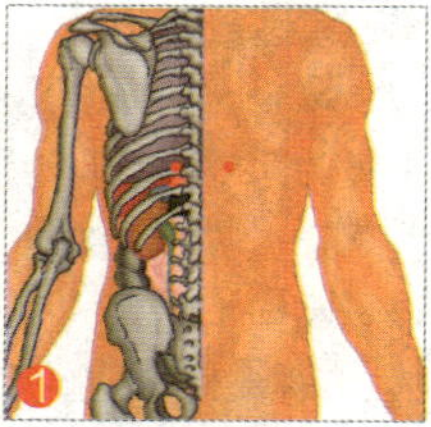

快速取穴技巧

取坐位，两肩胛骨下角水平线与脊柱相交所在的椎体为第7胸椎，向下数2个椎体棘突（第9胸椎棘突），从该棘突向肩胛骨内侧缘引一垂线，垂线的中点处即是（图2）。

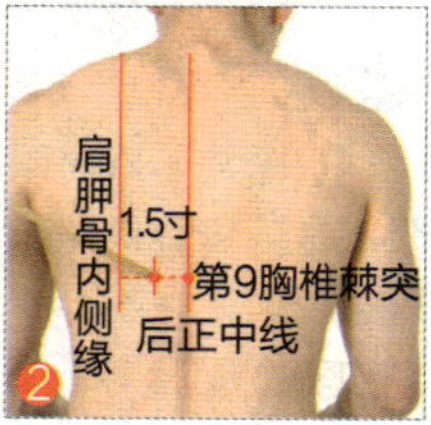

常见疗法

按摩法 以手指指腹或指节按压，并作圈状按摩。

最佳配伍

◎配商阳、光明，适用于目视不清。

◎配期门、太冲，适用于缓解两胁胀痛。

三焦俞

调理三焦
健脾利水

国际编号 BL22

功能主治

腹胀，泄泻；水肿。

标准定位

在脊柱区，第1腰椎棘突下，后正中线旁开1.5寸。

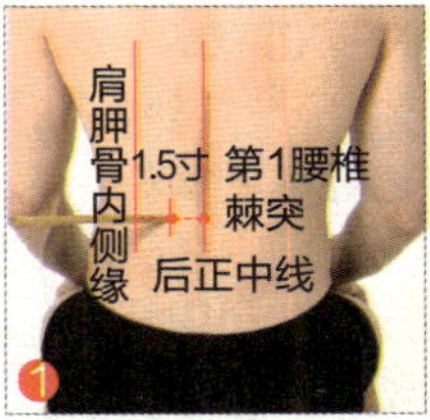

快速取穴技巧

两髂嵴高点的水平连线与脊柱相交所在的椎体为第4腰椎，向上数3个椎体棘突，从该棘突向肩胛骨内侧缘引一垂线，垂线的中点处即为本穴（图1）。

肾俞

益肾壮阳

国际编号 BL23

功能主治

遗精，阳痿；月经不调。

标准定位

在脊柱区，第2腰椎棘突下，后正中线旁开1.5寸。

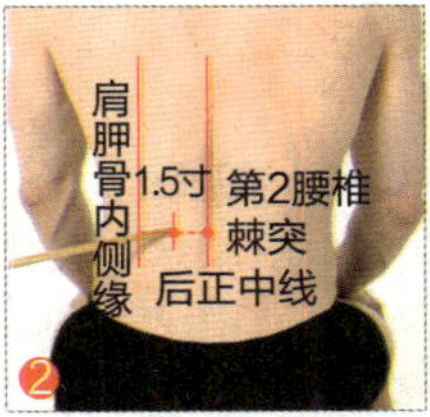

快速取穴技巧

两髂嵴高点的水平连线与脊柱相交所在的椎体为第4腰椎，向上数2个椎体棘突，从该棘突向肩胛骨内侧缘引一垂线，垂线的中点处即是（图2）。

气海俞

强壮腰背
调经止痛

国际编号 BL24

功能主治

痛经；遗精，阳痿。

标准定位

在脊柱区，第3腰椎棘突下，后正中线旁开1.5寸。

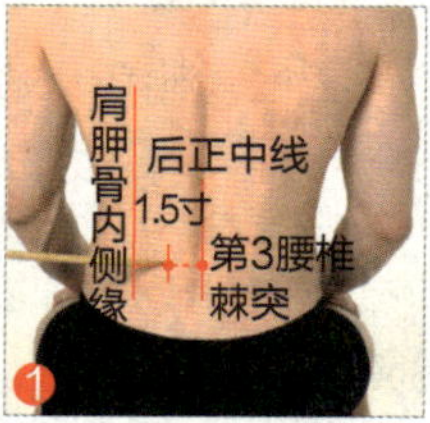

快速取穴技巧

坐位，两髂嵴高点的水平连线与脊柱相交所在的椎体为第4腰椎，向上数1个椎体棘突，从该棘突向肩胛骨内侧缘引一垂线，垂线的中点处即是（图1）。

大肠俞

调理肠胃
理气化滞

国际编号 BL25

功能主治

腹胀，痢疾，便秘。

标准定位

在脊柱区，第4腰椎棘突下，后正中线旁开1.5寸。

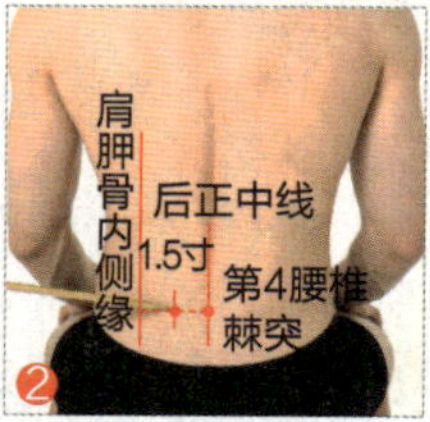

快速取穴技巧

坐位，两髂嵴高点的水平连线与脊柱相交所在的椎体为第4腰椎，由该椎体棘突向肩胛骨内侧缘引一垂线，垂线的中点处即为本穴（图2）。

关元俞

培补元气
通调二便

国际编号 BL26

功能主治

腹胀，泄泻；遗尿。

标准定位

在脊柱区，第5腰椎棘突下，后正中线旁开1.5寸。

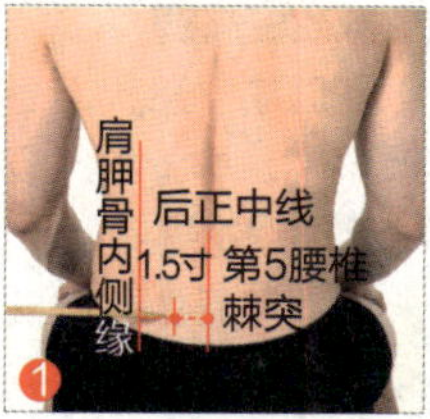

快速取穴技巧

坐位，两髂嵴高点的水平连线与脊柱相交所在的椎体为第4腰椎，向下数1个椎体棘突，从该棘突向肩胛骨内侧缘引一垂线，垂线的中点处即是（图1）。

委阳

通利三焦　舒筋活络

国际编号 BL39

功能主治

小便不利；腿足挛痛。

标准定位

在膝部，腘横纹上，股二头肌腱的内侧缘。

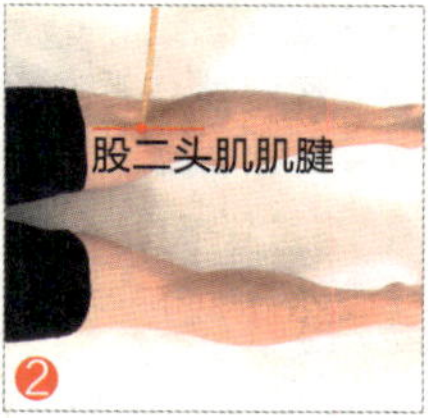

快速取穴技巧

俯卧位，稍屈膝，在大腿后面，即可显露出股二头肌肌腱，穴在股二头肌肌腱的内侧缘，按压有酸胀感（图2）。

委中

消肿止痛

国际编号 BL40

功能主治

腘筋挛急，半身不遂，下肢痿痹，坐骨神经痛。

标准定位

在膝后区，腘横纹中点。

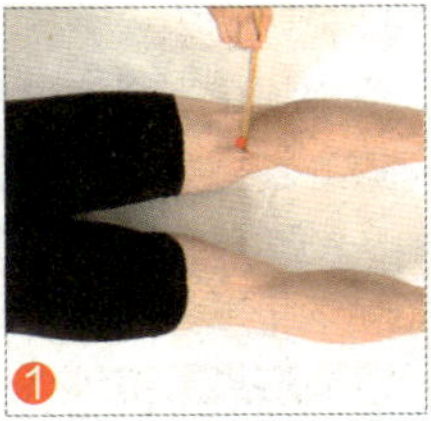

快速取穴技巧

俯卧位，稍屈膝，在大腿后面，即可露出明显的股二头肌肌腱和半腱肌肌腱，在其中间，按压有动脉搏动处（图1）。

合阳

理气止痛 调经止崩

国际编号 BL55

功能主治

腰脊强痛，下肢痿痹；崩漏，月经不调；小腿疼痛。

标准定位

在小腿后区，腘横纹下2寸，腓肠肌内、外侧头之间。

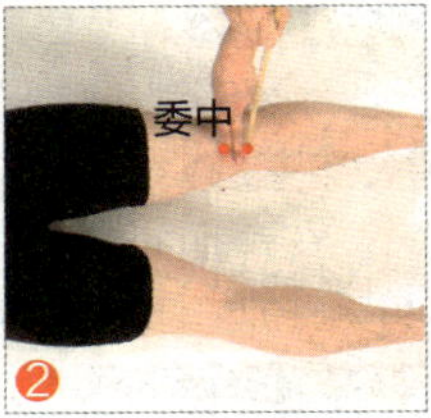

快速取穴技巧

俯卧位，在小腿后区，于横纹中点委中穴直下约2横指处，按压时会产生酸胀感（图2）。

承筋

舒筋活络 调理中焦

国际编号 BL56

功能主治

痔疮；霍乱；小腿疼或转筋；腰腿拘急疼痛；便秘。

标准定位

在小腿后区，腘横纹下5寸，腓肠肌两肌腹之间。

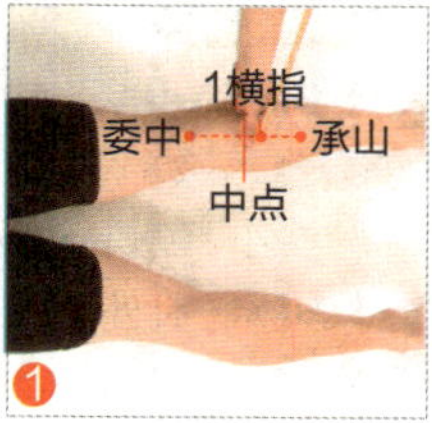

快速取穴技巧

俯卧位，在小腿后区，委中穴与承山穴的连线中点向下1横指处，按压有酸胀感（图1）。

承山

舒筋解痉 调理肠腑

国际编号 BL57

功能主治

腰腿拘急疼痛，坐骨神经痛；痔疮，便秘；痛经。

标准定位

在小腿后区，腓肠肌两肌腹与肌腱交角处。

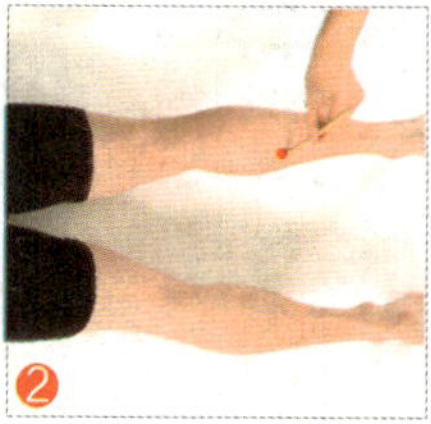

快速取穴技巧

俯卧，下肢伸直或足跟上提，腓肠肌部会出现人字纹，在其下可触及一凹陷处（图2）。

飞扬

散风清热 宁神消痔

国际编号 BL58

功能主治

头痛，目眩，痔疾。

标准定位

在小腿后区，昆仑直上7寸，腓肠肌外下缘与跟腱移行处。

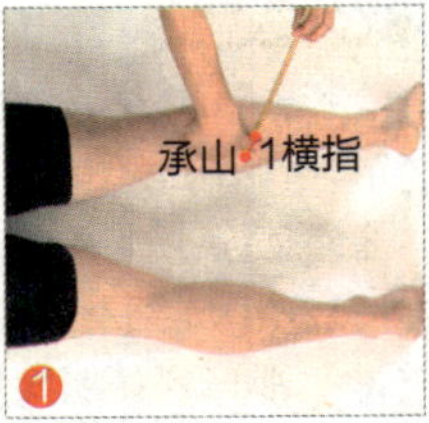

快速取穴技巧

俯卧位，在小腿后区，昆仑直上7寸，承山外下方1横指处，按压有酸胀感（图1）。

昆仑

疏通经络 清热息风

国际编号 BL60

功能主治

急性腰痛，坐骨神经痛；头痛，项强，目眩，鼻出血。

标准定位

在踝区，外踝尖与跟腱之间的凹陷中。

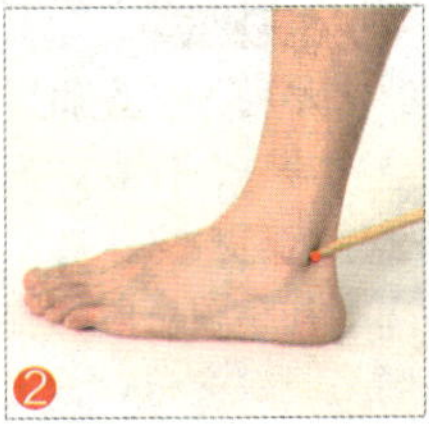

快速取穴技巧

侧坐，在踝区，外踝尖与足踝后的大筋（跟腱）之间的凹陷中（图2）。

第八章

足少阴肾经

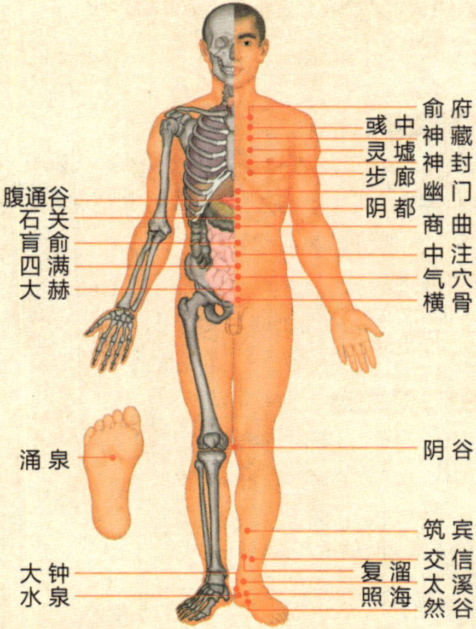

经络主治

生殖系统疾病：月经不调、阳痿、白带增多、早泄遗精、小便不利、遗尿等。

胃肠疾病：便秘、泄泻、痢疾、腹痛等。

经脉所过部位的疾病：小腿疼痛、膝腘酸痛、胸胁胀满、肋间神经痛等。

涌泉

滋阴息风　醒脑开窍

国际编号　KI1

功能主治

昏厥，小儿惊风；头顶痛，眩晕；癫狂，精神病；咽喉痛，舌干，咳嗽，哮喘，支气管炎；遗尿，尿潴留，大便难；足心热。

标准定位

在足底，屈足蜷趾时足心最凹陷中（图1）。

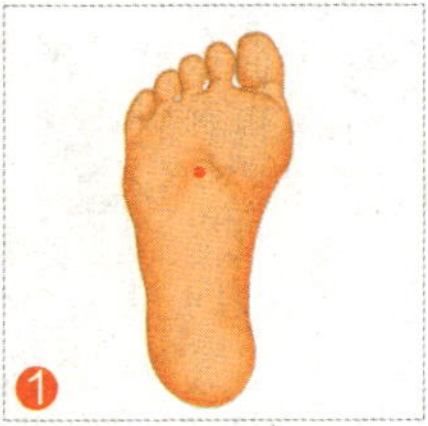

①

快速取穴技巧

坐位，蜷足，在足底掌心前面正中凹陷处的前方，约略可见足底肌肉组成的人字纹路，涌泉穴就位于人字纹的交叉部分。身体不适时，按压有疼痛感（图2）。

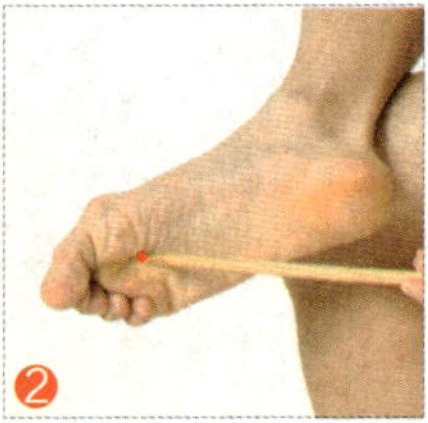

②

常见疗法

灸法　艾条灸5～10分钟。

最佳配伍

◎配膻中、乳根，适用于乳汁不畅。

◎配水沟、照海，适用于缓解癫痫。

◎配然谷，适用于咽喉肿痛。

然谷

滋阴补肾 清热利湿

国际编号 KI2

功能主治

阴挺，阴痒，月经不调，白带增多；膀胱炎，尿道炎，小儿脐风，口噤；遗精，阳痿，糖尿病，足背肿痛。

标准定位

在足内侧，足舟骨粗隆下方，赤白肉际处（图1）。

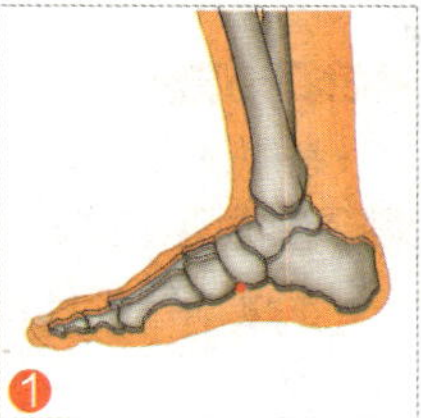
1

快速取穴技巧

坐位或仰卧位，找到内踝前下方较明显的骨性标志（舟骨），在舟骨粗隆前下方触及一凹陷处，按压有酸胀感（图2）。

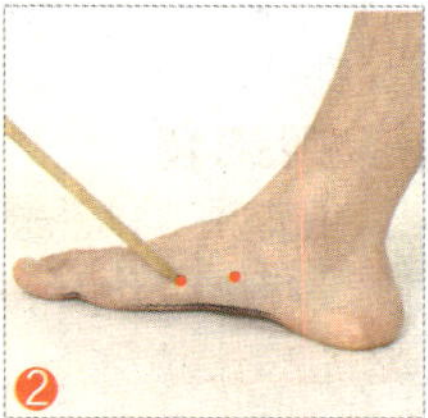
2

常见疗法

◎**灸法** 艾炷灸3～5壮或艾条灸5～10分钟。

◎**按摩法** 以手指指腹或指节向下按压，并作圈状按摩。

最佳配伍

◎配承山，适用于小腿抽筋。

◎配中极、血海、三阴交，适用于阴痒。

太溪

滋阴益肾 壮阳强腰

国际编号 KI3

功能主治

遗精，阳痿，遗尿，小便频数，腰痛；耳鸣，耳聋；月经不调；头痛，头晕，目视不明，牙痛，咽肿；咳嗽，气喘，消渴；失眠。

标准定位

在踝区，内踝尖与跟腱之间的凹陷中（图1）。

快速取穴技巧

坐位或仰卧位，由足内踝尖向后推至与跟腱之间的凹陷处，相当于内踝尖与跟腱之间的中点，按压有酸胀感（图2）。

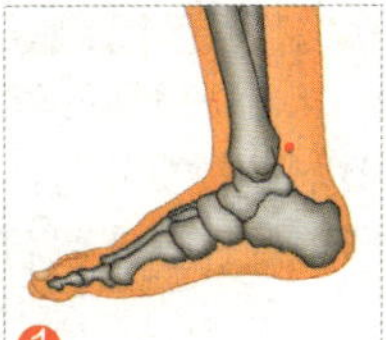

1

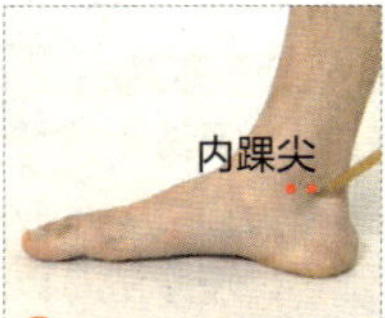

2

常见疗法

按摩法 以手指指腹或指节向下按压，并作圈状按摩。

最佳配伍

◎配昆仑、申脉，适用于缓解足踝肿痛。

◎配支沟、照海，适用于心痛。

◎配肾俞、志室，有温肾壮阳作用，适用于遗精。

照海

滋阴调经 息风安神

国际编号 KI6

功能主治

咽喉干痛，便秘，癃闭；痛经，月经不调，白带增多，阴挺，阴痒；癫痫，失眠，神经衰弱；急性扁桃体炎。

标准定位

在踝区，内踝尖下1寸，内踝下缘边际凹陷中（图1）。

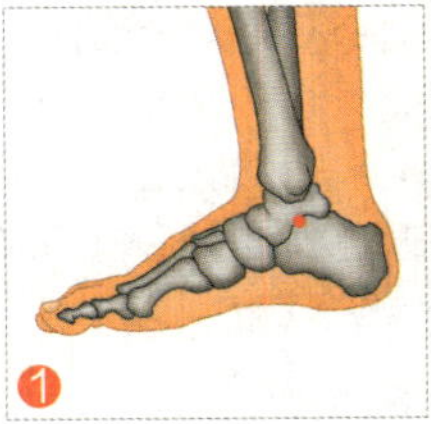

快速取穴技巧

坐位或仰卧位，在足内侧由内踝尖垂直向下推，至其下缘凹陷处（图2）。

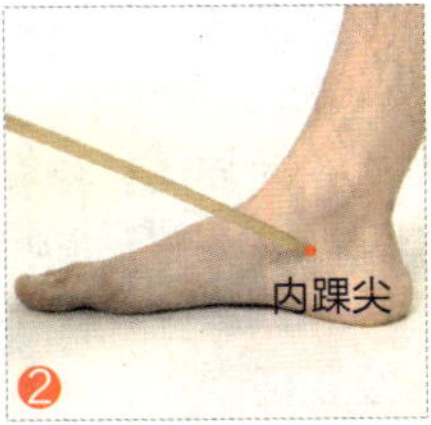

常见疗法

◎**灸法** 艾炷灸3～5壮或艾条灸5～10分钟。

◎**按摩法** 以手指指腹或指节按压4～5次，并作圈状按摩。

最佳配伍

◎配神门、三阴交，适用于缓解失眠。

◎配中脘、足三里，适用于腹痛。

复溜

补肾滋阴 温阳利水

国际编号 KI7

功能主治

水肿，腹胀，泄泻，癃闭；热病汗不出，或汗出不止，盗汗；下肢痿痹，腰肌劳损；痔疮。

标准定位

在小腿内侧，内踝尖上2寸，跟腱的前缘（图1）。

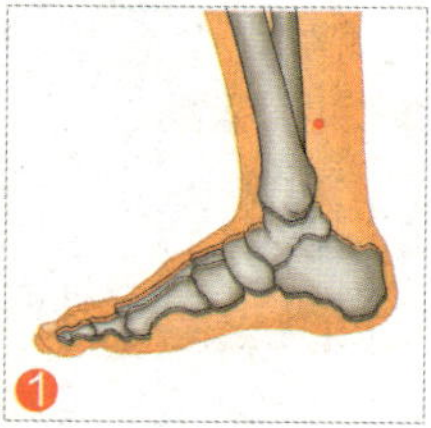
1

快速取穴技巧

坐位或仰卧位，先取太溪穴，再向上量约2横指，跟腱前缘处，按压有酸胀感（图2）。

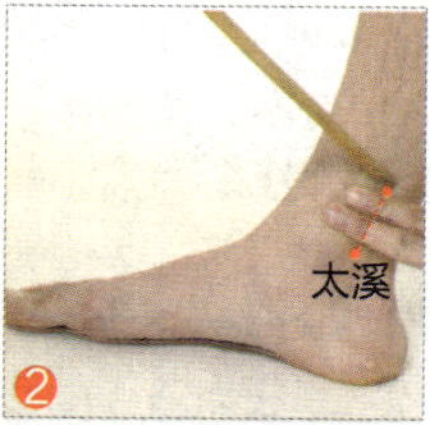

2

常见疗法

◎**灸法**　艾炷灸3～5壮或艾条灸5～10分钟。

◎**按摩法**　以整个手掌环住足部，再以拇指指腹稍微用力按压，并作圈状按摩。

◎**刺法**　直刺0.8～1.0寸。

最佳配伍

◎配后溪、阴郄，适用于改善盗汗。

◎配合谷，适用于改善多汗或少汗。

交信

益肾调经 清热利尿

国际编号 KI8

功能主治

月经不调，功能失调性子宫出血，阴挺；疝气；痢疾，泄泻，便秘；尿潴留。

标准定位

在小腿内侧，内踝尖上2寸，胫骨内侧缘后际凹陷中（图1）。

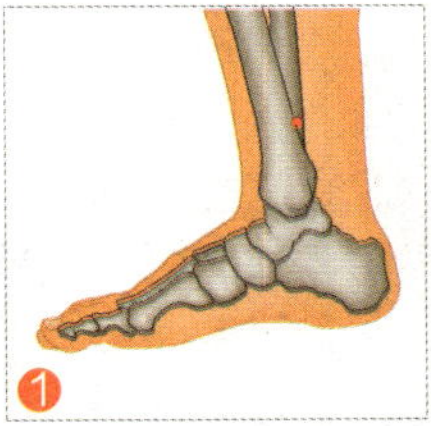

快速取穴技巧

坐位或仰卧位，由内踝尖向上量约2横指的凹陷处，按压可有明显的酸胀感（图2）。

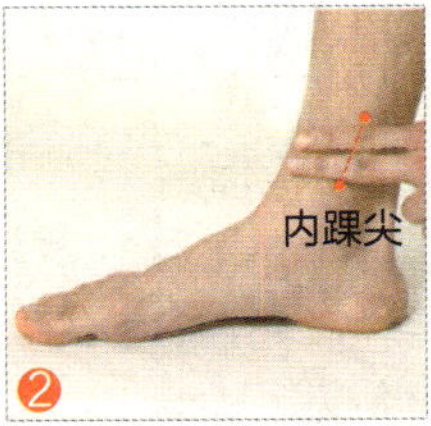

常见疗法

◎**灸法** 艾炷灸3～5壮或艾条灸5～10分钟。

◎**按摩法** 抓住足踝，以手指指腹向下按压，作圈状按摩。

最佳配伍

◎配关元、三阴交，适用于月经不调等妇科疾病。

◎配太冲、血海、地机，适用于崩漏。

四满

理气健脾 清热调经

国际编号 KI14

功能主治

腹痛，腹胀，泄泻；水肿；月经不调，白带增多，痛经，不孕症；遗精，遗尿。

标准定位

在下腹部，脐中下2寸，前正中线旁开0.5寸。

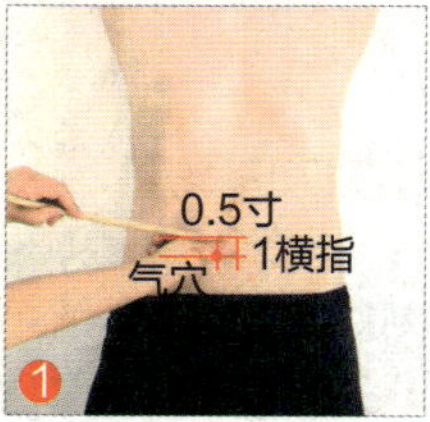

快速取穴技巧

取仰卧位，先取气穴再向上量1横指处（图1）。

中注

通便止泻 行气调经

国际编号 KI15

功能主治

月经不调，痛经；腹痛，便秘，泄泻，痢疾；结膜炎。

标准定位

在下腹部，脐中下1寸，前正中线旁开0.5寸。

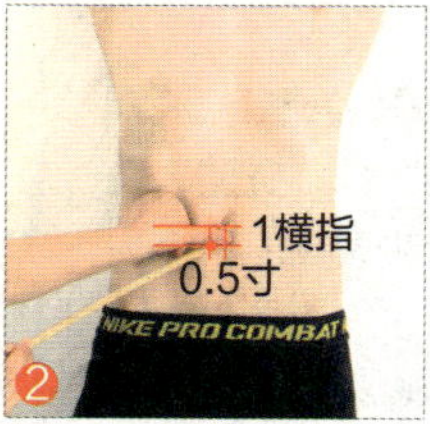

快速取穴技巧

取仰卧位，从肚脐旁开0.5寸，再向下量1横指处（图2）。

第九章

手厥阴心包经

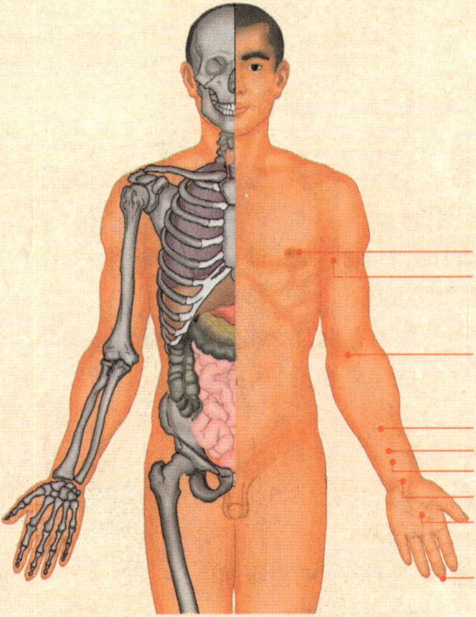

经络主治

心脑血管疾病： 高血压、中风、中风后遗症、脑出血、心肌炎等。

经脉所过部位的疾病： 胸胁疼痛、肋间神经痛、腕关节痛、上肢痹痛、网球肘等。

天池

通乳化瘀 清热除烦

国际编号 PC1

功能主治

乳腺炎，乳汁分泌不足；胸胁疼痛，肋间神经痛；咳嗽，气喘，呕吐，胸闷；腋窝淋巴结炎。

标准定位

在胸部，第4肋间隙，前正中线旁开5寸（图1）。

快速取穴技巧

取侧坐位，在胸部，先取乳头下的第4肋间隙，再从锁骨中线向外量约1横指，按压有酸胀感处即为本穴（图2）。

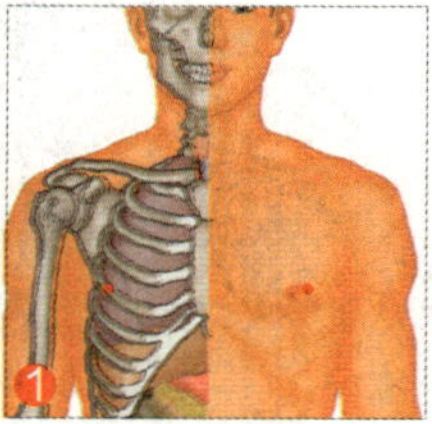

1

常见疗法

◎**灸法** 艾炷灸3~5壮或艾条灸5~10分钟。

◎**按摩法** 以手指指腹向下按压，并作圈状按摩。

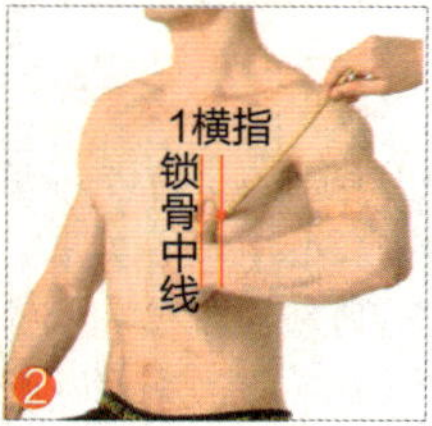

2

最佳配伍

◎配内关、膻中，可宽胸理气，散结止痛，适用于缓解心绞痛。

◎配列缺、丰隆、合谷，适用于咳嗽。

天泉

活血理气　通脉止痛

国际编号　PC2

功能主治

心痛，心悸，咳嗽，胸胁胀痛，胸背及上臂内侧痛，肋间神经痛；臂痛；视力减退。

标准定位

在臂前区，腋前纹头下2寸，肱二头肌的长、短头之间（图1）。

快速取穴技巧

伸臂仰掌，在腋前皱襞上端与曲泽的连线上，腋前皱襞向下量2寸处，在肱二头肌的长、短头之间，按压有酸胀感（图2）。

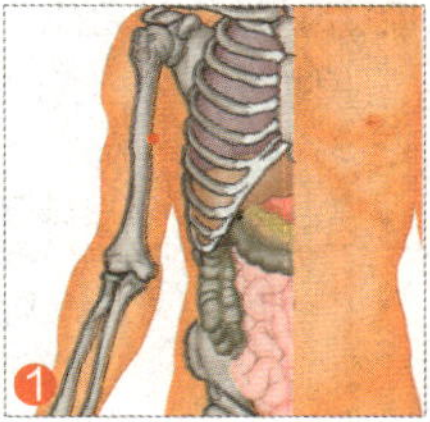

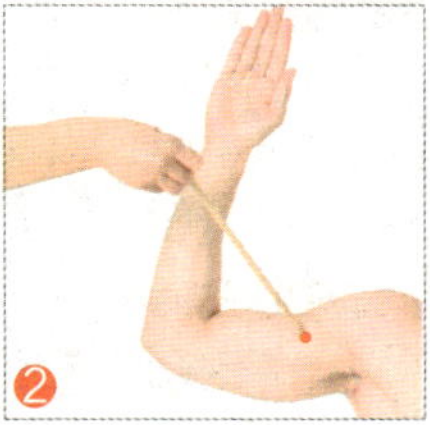

常见疗法

灸法　艾炷灸3～5壮或艾条灸5～10分钟。

最佳配伍

◎配曲池，有理气通经的功效，适用于肘臂挛痛等。

◎配期门，有理气活络的功效，适用于胸胁胀满等。

曲泽

清暑泄热　通经活络

国际编号　PC3

功能主治

心痛，心悸；胃痛，呕吐，泄泻；肘臂挛痛，网球肘；中暑；小儿舞蹈病。

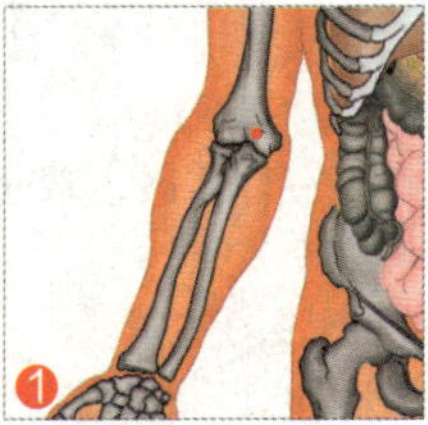

标准定位

在肘前区，肘横纹上，肱二头肌腱的尺侧缘凹陷中（图1）。

快速取穴技巧

伸肘仰掌，肘部稍弯曲，在肘弯里可摸到一条大筋，即肱二头肌腱，在其内侧（尺侧），肘横纹上可触及一凹陷（图2）。

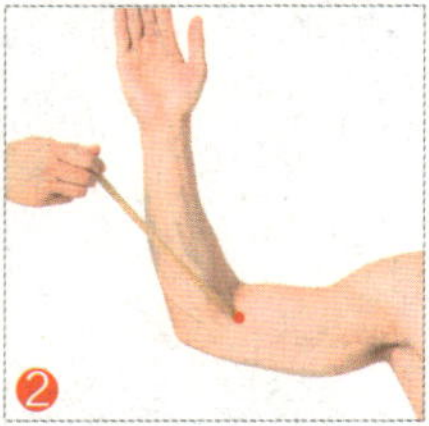

常见疗法

◎**灸法**　间接灸3～5壮或艾条灸5～10分钟。

◎**按摩法**　四指置于肘关节内侧，以拇指指腹按压穴位。

最佳配伍

◎配神门、鱼际，适用于咯血。

◎配少商、尺泽、曲池，适用于肘臂挛痛。

郄门

理气止血　安神止痛

国际编号　PC4

功能主治

心痛，心悸；呕血，咯血，鼻衄，疔疮；癫痫，癔症。

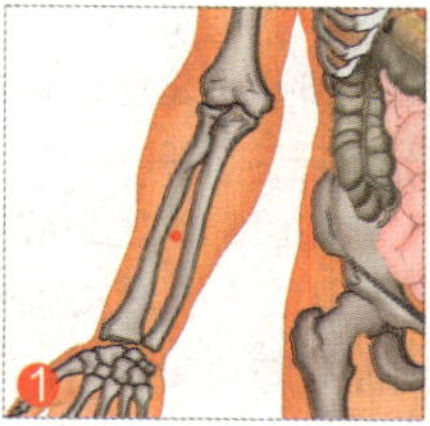

标准定位

在前臂前区，腕掌侧远端横纹上5寸，掌长肌腱与桡侧腕屈肌腱之间（图1）。

快速取穴技巧

伸肘，微屈腕握拳，曲泽与大陵的连线中点处再向下量1横指（拇指），即1寸处，掌长肌腱与桡侧腕屈肌腱之间的凹陷中（图2）。

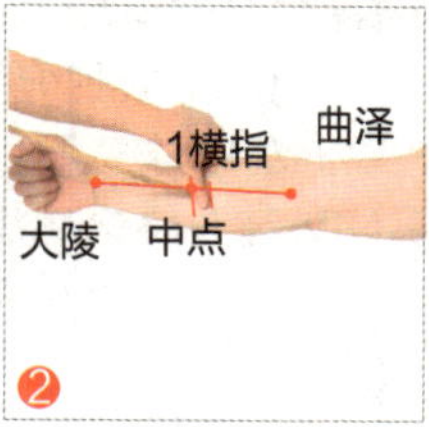

常见疗法

◎**灸法**　艾炷灸3～5壮或艾条灸5～10分钟。

◎**按摩法**　以手指指腹按压穴位。指压时可稍微用力，并且可同时按摩穴位四周的肌肉。

最佳配伍

配神门、心俞，适用于冠心病、心绞痛。

间使

清热散风　舒筋利节

国际编号　PC5

功能主治

心痛，心悸；胃痛，呕吐；热病，疟疾；癫狂痫，精神分裂症；荨麻疹。

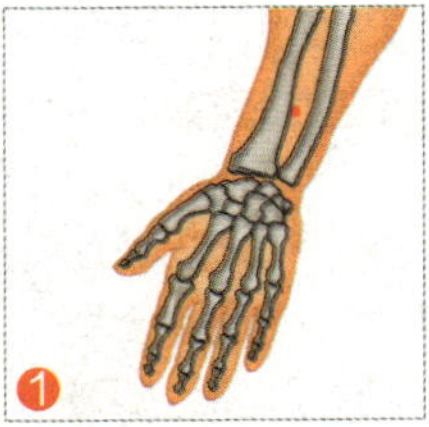

标准定位

在前臂前区，腕掌侧远端横纹上3寸，掌长肌腱与桡侧腕屈肌腱之间（图1）。

快速取穴技巧

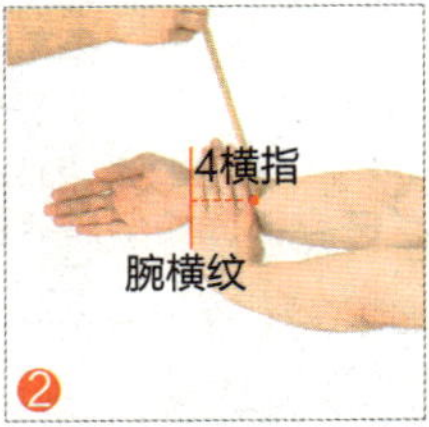

取坐位，伸肘仰掌，从腕横纹上量4横指（即3寸）处，掌长肌腱与桡侧腕屈肌腱之间的凹陷中，按压有酸胀感（图2）。

常见疗法

◎**灸法**　艾炷灸3～5壮或艾条灸5～10分钟。

◎**按摩法**　以手指指腹或指节向下按压，并作圈状按摩。

最佳配伍

◎配内关，适用于心律不齐。

◎配长强、膈俞，适用于改善癫痫。

内关

和胃降逆　宽胸理气

国际编号　PC6

功能主治

胃脘痛，呕吐；胸闷；失眠，郁证；偏头痛；上肢痹痛；咳嗽，哮喘；心烦。

标准定位

在前臂前区，腕掌侧远端横纹上2寸，掌长肌腱与桡侧腕屈肌腱之间。

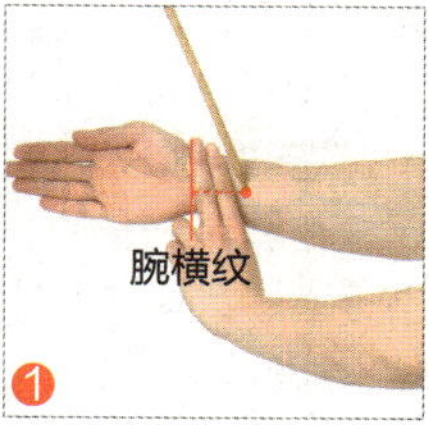

快速取穴技巧

伸肘，微屈腕，从腕横纹上量2横指处（图1）。

大陵

清热宁心　通经活血

国际编号　PC7

功能主治

心痛，心悸；胸胁痛。

标准定位

在腕前区，腕掌侧远端横纹中，掌长肌腱与桡侧腕屈肌腱之间。

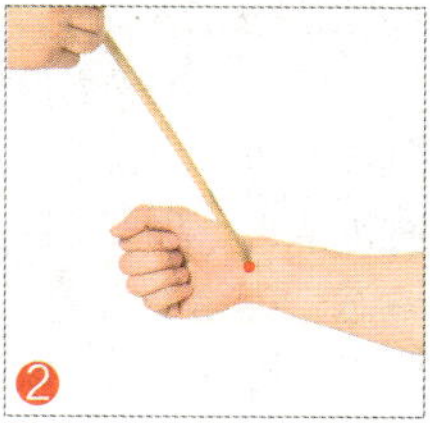

快速取穴技巧

伸肘仰掌，微屈腕握拳，腕横纹上，掌长肌腱与桡侧腕屈肌腱之间的凹陷中（图2）。

劳宫

解表除烦 清心开窍

国际编号 PC8

功能主治

口疮，口臭；心痛，呕吐。

标准定位

在掌区，横平第3掌指关节近端，第2、3掌骨之间偏于第3掌骨。

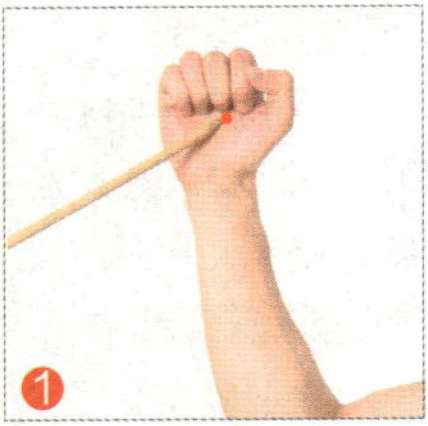

快速取穴技巧

屈指握拳，在第2、3掌骨之间偏于第3掌骨，以中指、无名指之间切于掌心横纹，中指尖处（图1）。

中冲

回阳救逆 醒神通络

国际编号 PC9

功能主治

昏迷，中暑昏厥，小儿惊风；心痛，心烦；舌强肿痛；高血压，心肌炎，脑出血。

标准定位

手指，中指末端最高点。

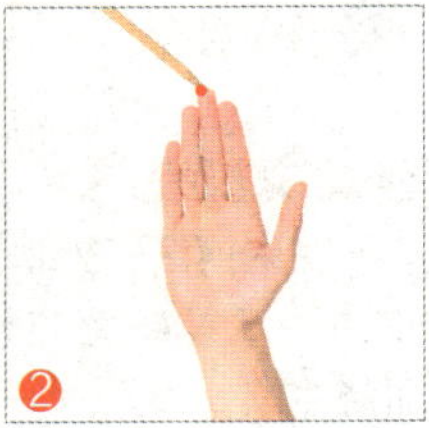

快速取穴技巧

仰掌，微屈指，在中指末端尖端中央，距离指甲游离缘0.1寸处即为本穴（图2）。

第十章

手少阳三焦经

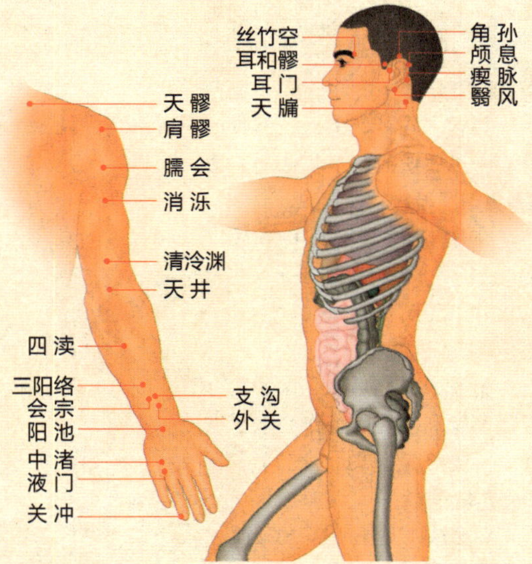

经络主治

五官疾病：耳聋、耳鸣、目翳、目赤、目痛、中耳炎、齿痛等。

经脉所过部位的疾病：腕痛、头痛、胁肋痛、肩脊痛、肩周炎、项痛等。

关冲

清热解毒　醒神开窍

国际编号　TE1

功能主治

热病，昏厥，中暑；咽喉肿痛，头痛，目赤，耳聋；中风后遗症；小儿消化不良。

标准定位

在手指，第4指末节尺侧，指甲根角侧上方0.1寸（指寸）（图1）。

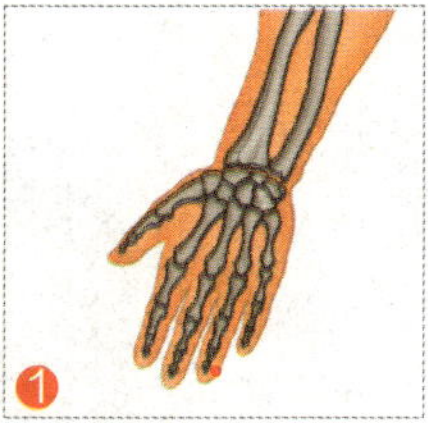
①

快速取穴技巧

俯掌，在手指，沿无名指尺侧缘和基底部各作一水平线，两线交点处即是（图2）。

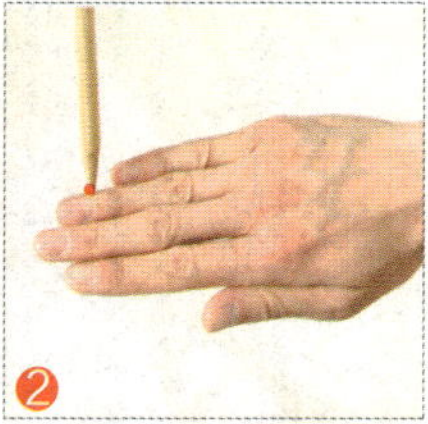
②

常见疗法

◎**灸法**　艾条灸5~10分钟。

◎**按摩法**　以指尖或棒状物向下按压，也可用拇指与食指捏住无名指两侧，加以揉捏，刺激穴位。

最佳配伍

◎配内关、水沟，适用于中风昏迷。

◎配大椎、曲池，适用于发热。

液门

疏风散邪　清热消肿

国际编号　TE2

功能主治

头痛，眩晕；疟疾；咽喉肿痛，口疮；牙痛；目赤；耳鸣，耳聋；颈椎病；肩周炎；上肢痹痪。

标准定位

在手背，第4、5指间，指蹼缘上方赤白肉际凹陷中（图1）。

快速取穴技巧

俯掌，此穴在手背部第4、5 指指缝掌指关节前可触及一凹陷，用力按压有酸胀感（图2）。

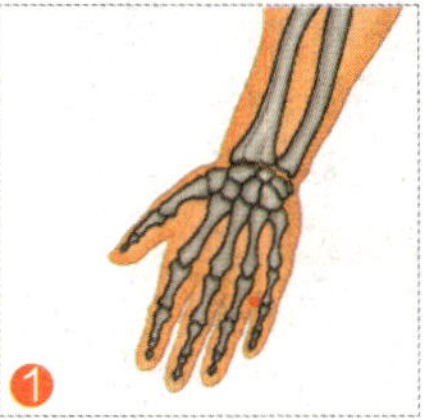
1

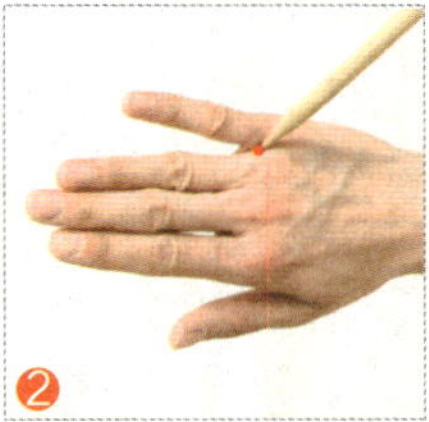
2

常见疗法

◎**灸法**　艾条灸5 ~ 10分钟。

◎**按摩法**　以指尖或棒状物向下按压。

最佳配伍

◎配鱼际，可以有效缓解咽喉肿痛。

◎配条口、肩髃、肩髎，适用于肩周炎。

中渚

清热散邪　舒筋活络

国际编号 TE3

功能主治

头痛，眩晕；目赤；耳鸣，耳聋；咽喉肿痛；两侧肩胛部痛，腿痛，手指不能屈伸；肋间神经痛。

标准定位

在手背，第4、5掌骨间，第4掌指关节近端凹陷中（图1）。

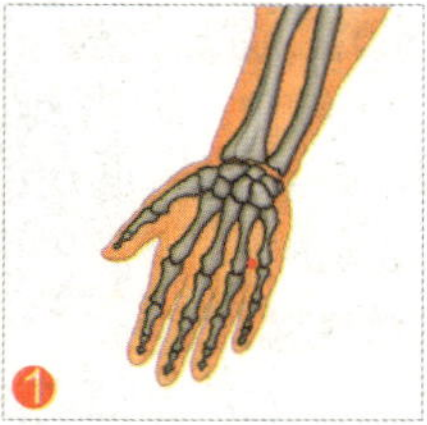

快速取穴技巧

俯掌，在手背部第4、5掌指关节后可触及一凹陷，用力按压有酸胀感，即为本穴（图2）。

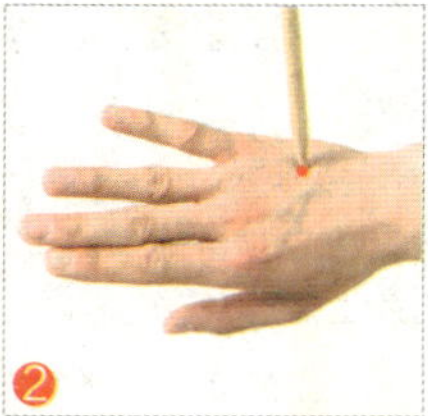

常见疗法

◎**灸法**　艾炷灸3～5壮或艾条灸5～10分钟。

◎**按摩法**　以手指指腹向下按压该穴位。施力时注意应略偏向于手腕。

最佳配伍

◎配太白、支沟，适用于便秘。

◎配外关、期门，适用于肋间神经痛。

阳池

益阴补液

国际编号 TE4

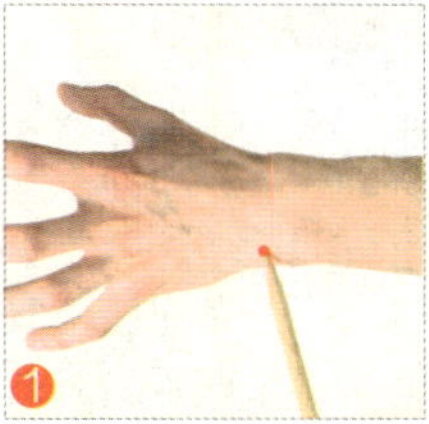

功能主治

腕痛；耳聋；扁桃体炎。

标准定位

在腕后区，腕背侧远端横纹上，指伸肌腱的尺侧缘凹陷中。

快速取穴技巧

微屈指，沿手背部第4、5掌指关节向上至腕背侧横纹处可触及一凹陷，用力按压有酸胀感（图1）。

外关

清热解表 通经活络

国际编号 TE5

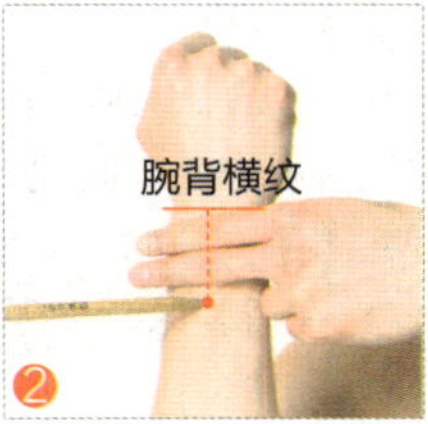

功能主治

感冒，目赤肿痛；落枕。

标准定位

在前臂后区，腕背侧远端横纹上2寸，尺骨与桡骨间隙中点。

快速取穴技巧

从腕背横纹中点直上量约2横指，在前臂尺骨与桡骨间隙中点，与内关相对（图2）。

肩髎

祛风利湿 疏通经络

国际编号 TE14

功能主治

肩臂挛痛不遂；肋间神经痛；中风后遗症。

标准定位

在三角肌区，肩峰角与肱骨大结节两骨间凹陷中。

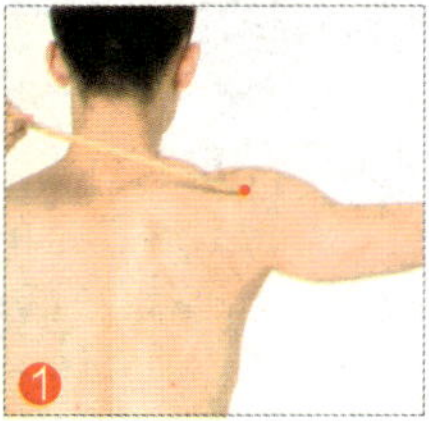

快速取穴技巧

上臂外展平举时，在关节部可呈现两个凹陷窝，后者为肩髎，按压有酸胀感（图1）。

天髎

祛风利湿 疏通经络

国际编号 TE15

功能主治

肩臂痛，颈项强急痛；落枕；偏头痛；冈上肌肌腱炎。

标准定位

在肩胛区，肩胛骨上角骨际凹陷中。

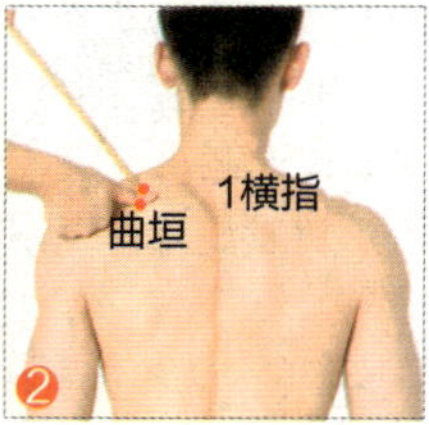

快速取穴技巧

坐位或俯卧位，在肩胛区，肩胛骨上角，先取曲垣，曲垣再直上量1横指（即1寸）处（图2）。

天牖

醒脑明目　消痰截疟

国际编号　TE16

功能主治

头痛，项强；目痛，耳鸣，耳聋；视神经炎。

标准定位

在颈部，横平下颌角，胸锁乳突肌的后缘凹陷中。

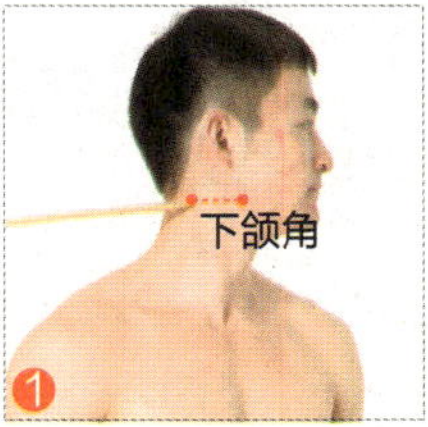

快速取穴技巧

侧坐或俯卧位，在耳后乳突后下方，横平下颌角，胸锁乳突肌的后缘凹陷中（图1）。

翳风

通利耳窍　祛风泄热

国际编号　TE17

功能主治

耳鸣，耳聋；口眼歪斜；牙痛；颞下颌关节紊乱综合征。

标准定位

在颈部，耳垂后方，乳突下端前方凹陷中。

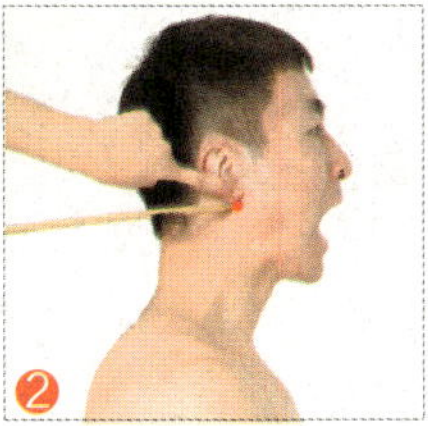

快速取穴技巧

侧坐或侧伏位，张口取穴，将耳垂向后按，正对耳垂的边缘的凹陷处，按压有酸胀感（图2）。

瘈脉

息风止痉　活络通窍

国际编号　TE18

功能主治

小儿惊风；头痛；耳鸣。

标准定位

在头部，乳突中央，角孙与翳风沿耳轮弧形连线的上2/3与下1/3的交点处。

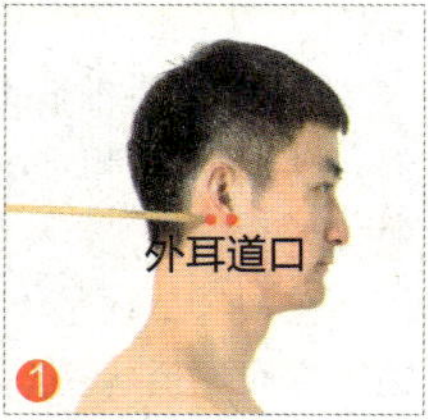

快速取穴技巧

侧坐位，在头部，乳突中央，于耳后发际与外耳道口平齐处（图1）。

颅息

通窍聪耳　泄热镇惊

国际编号　TE19

功能主治

头痛，牙痛；耳鸣，耳聋。

标准定位

在头部，角孙与翳风沿耳轮弧形连线的上1/3与下2/3的交点处。

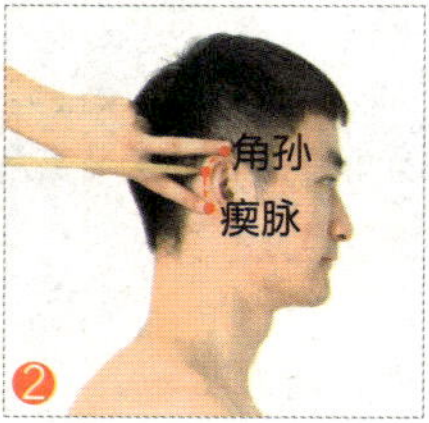

快速取穴技巧

侧坐位，在头部，于耳后发际，当瘈脉与角孙沿耳轮连线的中点处（图2）。

角孙

清热止痛

国际编号 TE20

功能主治

痄腮，齿痛，牙龈炎；耳鸣，耳聋；偏头痛；目赤肿痛，目翳；眩晕；听力减退。

标准定位

头部，耳尖正对发际处。

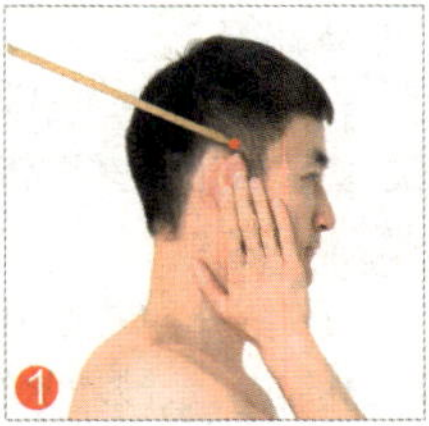

快速取穴技巧

侧坐位，折耳郭向前，当耳尖直上入发际处，按压会产生一定的酸胀感（图1）。

耳门

开窍聪耳 泄热活络

国际编号 TE21

功能主治

偏头痛；耳鸣，耳聋，聤耳；齿痛；眩晕。

标准定位

在耳区，耳屏上切迹与下颌骨髁突之间的凹陷中。

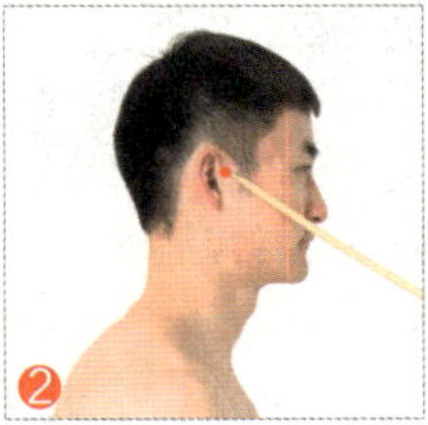

快速取穴技巧

侧坐位，将按摩工具置于耳屏上方、下颌骨髁突后缘，有一凹陷处，按压有酸胀感（图2）。

耳和髎

祛风通络
消肿止痛

国际编号 TE22

功能主治

头痛，耳鸣，外耳道炎；面肌痉挛，颞下颌关节紊乱综合征。

标准定位

在头部，鬓发后缘，耳郭根的前方，颞浅动脉的后缘。

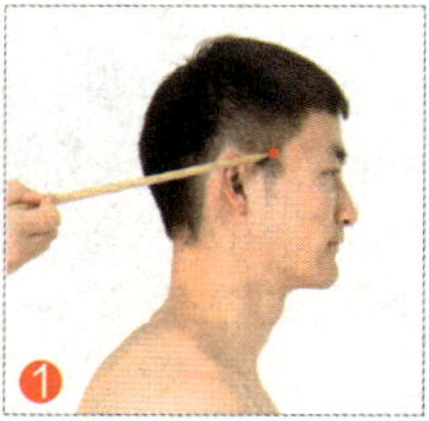

快速取穴技巧

侧坐位，在头侧部，鬓发后缘，平耳郭根的前方，颞浅动脉的后缘，按压有酸胀感（图1）。

丝竹空

醒脑明目
散风止痛

国际编号 TE23

功能主治

头痛，齿痛，眩晕；结膜炎；癫痫，抑郁症；面肌痉挛；视神经萎缩；小儿惊风。

标准定位

在面部，眉梢凹陷中。

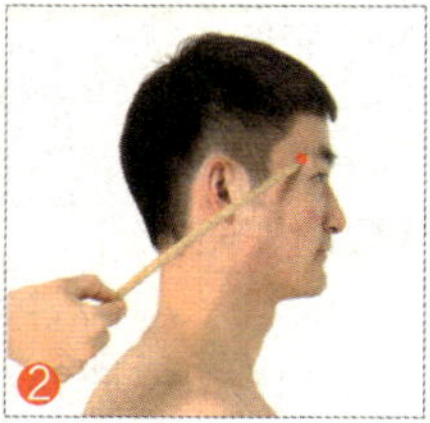

快速取穴技巧

侧坐位，在面部，眉梢凹陷中，按压有酸胀感（图2）。

第十一章

足少阳胆经

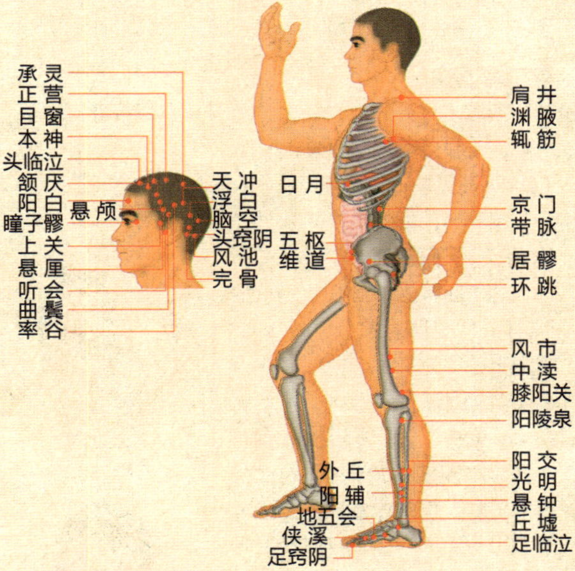

经络主治

泌尿生殖系统疾病：月经不调、阴道炎、乳腺炎等。

头面五官疾病：头痛、鼻出血、齿痛、目疾、耳聋、耳鸣、牙痛、青盲、目翳、目赤肿痛、偏头痛、白内障等。

瞳子髎

疏散风热
明目退翳

国际编号 GB1

功能主治

头痛，目赤肿痛，三叉神经痛；目翳，青盲，白内障，角膜炎，视网膜炎；面部水肿。

标准定位

在面部，目外眦外侧0.5寸凹陷中（图1）。

快速取穴技巧

正坐仰靠位或侧坐位，在面部，闭目，当眼角纹处，按压有酸胀感处即为本穴（图2）。

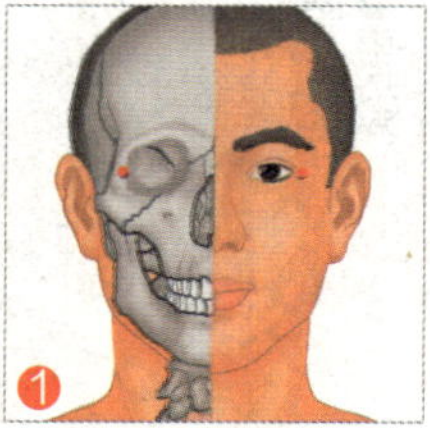

1

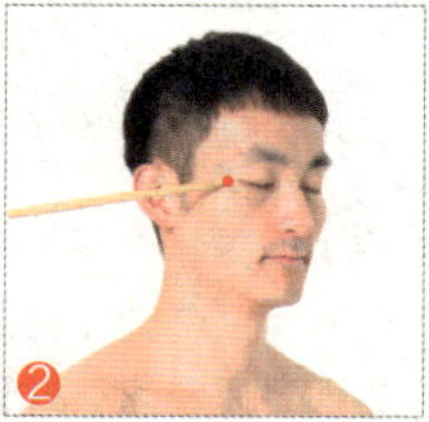

2

常见疗法

◎**灸法** 艾条灸5～10分钟。

◎**按摩法** 两大拇指相对用力垂直揉按瞳子髎穴，有酸、胀、痛的感觉。每天早晚各揉按1次，每次左右各（或双侧同时）揉按1～3分钟。

最佳配伍

◎配合谷、头临泣、睛明，适用于白内障、目赤肿痛。

◎配足临泣、睛明，适用于白内障。

听会

开窍聪耳 活络安神

国际编号 GB2

功能主治

耳鸣，突发性耳聋；腮腺炎，齿痛；颞下颌关节紊乱综合征；口歪，中风后遗症。

标准定位

在面部，耳屏间切迹与下颌骨髁突之间的凹陷中（图1）。

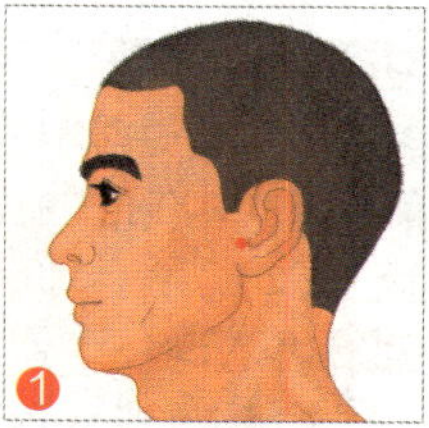

快速取穴技巧

侧坐位，张口取穴，手置于耳屏下方、下颌骨髁突后缘，按压有一凹陷，张口时凹陷更明显，按压有酸胀感（图2）。

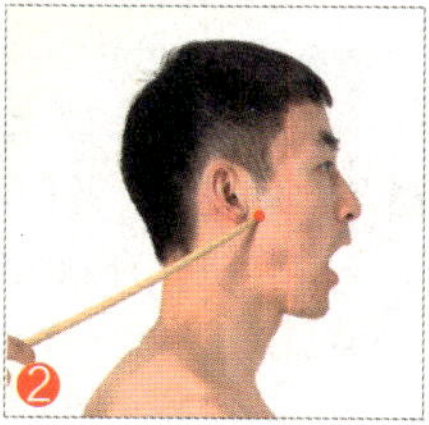

常见疗法

◎**灸法** 艾条灸5～10分钟。

◎**按摩法** 以手指指腹向下按压，并作圈状按摩。

最佳配伍

◎配耳门、听宫、翳风、风池、中渚，适用于耳鸣、耳聋。

◎配颊车、地仓，适用于中风、口歪。

上关

通利耳窍　祛风通络

国际编号　GB3

功能主治

偏头痛，眩晕；耳鸣，耳聋；齿痛，口噤，口眼歪斜；面神经麻痹；颞下颌关节紊乱综合征。

标准定位

在面部，颧弓上缘中央凹陷中（图1）。

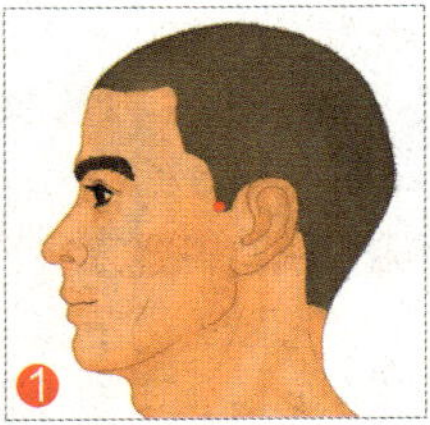

快速取穴技巧

正坐位，取耳前颧弓上侧，张口时有孔，按压有酸胀感（图2）。

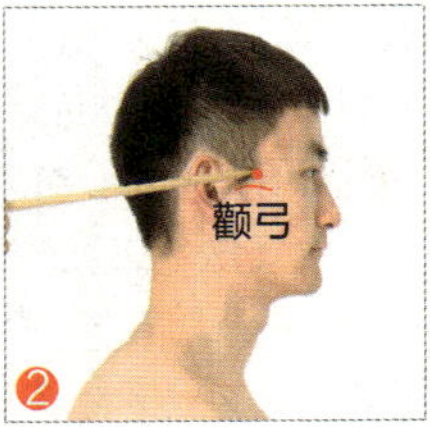

常见疗法

◎**灸法**　艾炷灸3～5壮或艾条灸5～10分钟。

◎**按摩法**　以手指指腹或指节向下按压，并作圈状按摩。

◎**刺法**　直刺0.5～0.8寸。

最佳配伍

◎配翳风、太溪、听会，适用于肾虚型耳鸣、耳聋。

◎配合谷、颊车，适用于颞下颌关节紊乱综合征。

率谷

清热息风　通经活络

国际编号　GB8

功能主治

偏头痛，三叉神经痛；面神经麻痹；眩晕；小儿惊风；胃炎；流行性腮腺炎。

标准定位

在头部，耳尖直上入发际1.5寸（图1）。

快速取穴技巧

侧坐位，将耳部向前折，于耳尖（角孙穴）直上入发际1.5寸处，咀嚼时，按压有肌肉鼓动（图2）。

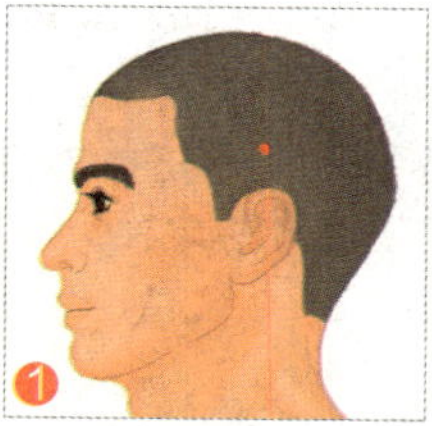

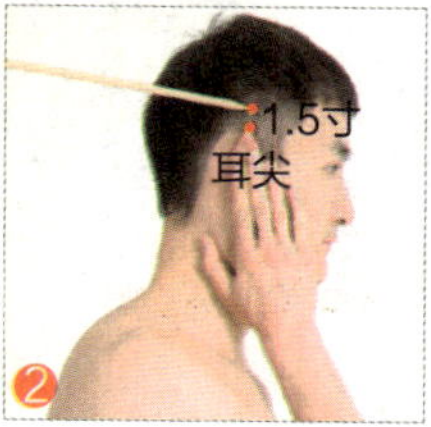

常见疗法

◎**灸法**　艾条灸5~10分钟。

◎**按摩法**　以手指指腹或指节向下按压，并作圈状按摩。

最佳配伍

◎配合谷、足三里，适用于流行性腮腺炎。

◎配印堂、太冲、合谷，适用于缓解小儿急慢惊风、耳鸣、眩晕。

◎配中脘，适用于缓解呕吐。

天冲

祛风定惊 清热散结

国际编号 GB9

功能主治

头痛，眩晕；三叉神经痛；听力减退，耳鸣，耳聋；癫痫；瘿气；牙龈肿痛；甲状腺肿。

标准定位

在头部，耳根后缘直上，入发际2寸（图1）。

快速取穴技巧

侧坐位或侧卧位，从耳后根直上入发际量约2横指处，按压有痛感即为本穴（图2）。

常见疗法

◎**灸法**　艾条灸5～10分钟。

◎**按摩法**　将四指并拢轻按天冲穴，每天早晚各揉按1次，每次左右各（或两侧同时）揉按1～3分钟。

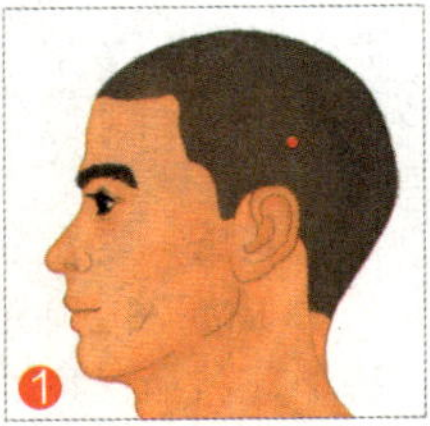

1

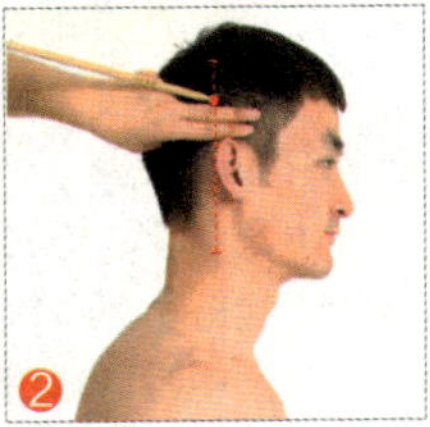

2

最佳配伍

◎配目窗、风池，适用于缓解头痛。

◎配合谷、颊车，适用于牙龈肿痛。

浮白

醒脑祛风　理气散结

国际编号　GB10

功能主治

头痛，牙痛，目痛；耳鸣，耳聋；甲状腺肿；支气管炎；扁桃体炎；中风后遗症。

标准定位

在头部，耳后乳突的后上方，从天冲至完骨的弧形连线（其弧度与耳郭弧度相应）的上1/3与下2/3交点处（图1）。

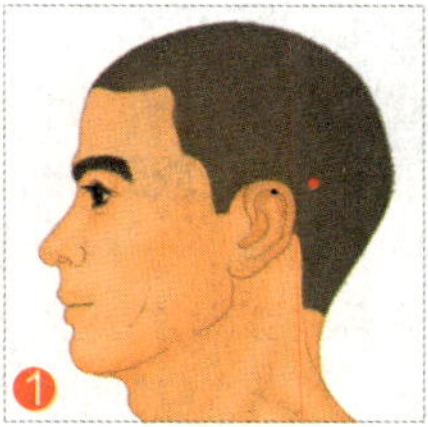

快速取穴技巧

侧坐位，先取天冲、完骨，于两穴间与耳郭平行之弧形连线的上1/3处（图2）。

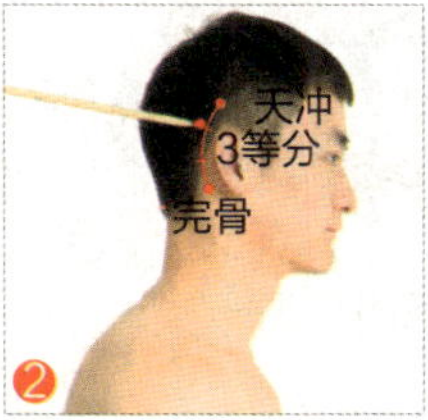

常见疗法

◎**灸法**　艾条灸5～10分钟。

◎**按摩法**　以手指指腹或指节向下按压，并作圈状按摩。

最佳配伍

◎配风池、行间，适用于缓解偏头痛。

◎配听会、中渚，适用于耳鸣、耳聋。

头窍阴

理气镇痛
开窍聪耳

国际编号 GB11

功能主治

头痛，三叉神经痛；神经性耳鸣，耳聋，耳痛；中风后遗症；甲状腺肿。

标准定位

在头部，耳后乳突的后上方，从天冲到完骨的弧形连线（其弧度与耳郭弧度相应）的上2/3与下1/3交点处（图1）。

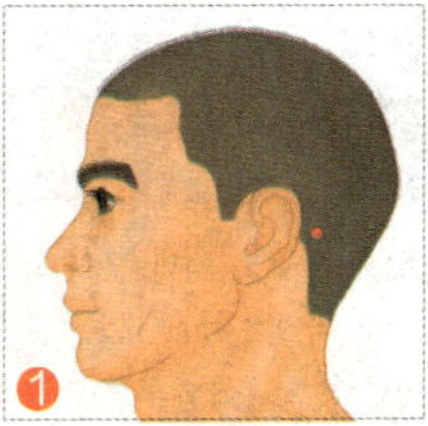

快速取穴技巧

侧坐位或侧卧位，先取天冲、完骨，于两穴间与耳郭平行之弧形连线的下1/3折点处，按压有酸胀感（图2）。

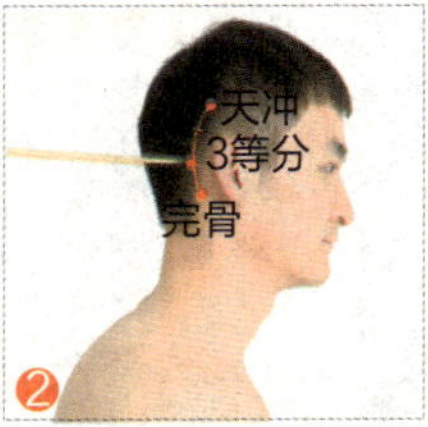

常见疗法

灸法 艾条灸5～10分钟。

最佳配伍

◎配支沟、太冲、风池，适用于偏头痛。

◎配听会、中渚，适用于耳鸣、耳聋。

◎配强间，适用于头痛。

完骨

通经活络　祛风清热

国际编号　GB12

功能主治

头痛，颈项强痛；失眠，癫痫；齿痛，颊肿，扁桃体炎；口眼歪斜；斑秃；贫血。

标准定位

在头部，耳后乳突的后下方凹陷中（图1）。

快速取穴技巧

侧坐位或侧卧位，在头部，耳后乳突下方沿后缘，有一凹陷，按压有震动感（图2）。

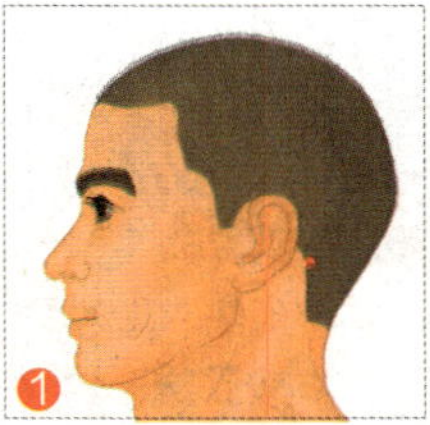

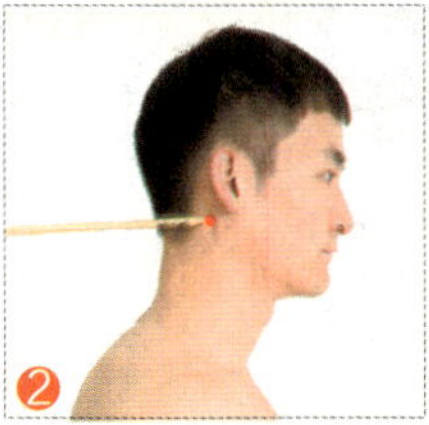

常见疗法

◎**灸法**　艾条灸5～10分钟，间接灸3～5壮。

◎**按摩法**　以包住头部的方式，轻度摩擦颈部后，再以拇指指腹缓慢揉按左右穴位。

最佳配伍

◎配风池、百会，适用于缓解眩晕。

◎配颊车、合谷，适用于颊肿、牙痛。

本神

祛风定惊 醒脑止痛

国际编号 GB13

功能主治

头痛，眩晕，目疾；癫痫；小儿惊风；胸胁痛；中风后遗症。

标准定位

在头部，前发际上0.5寸，头正中线旁开3寸处（图1）。

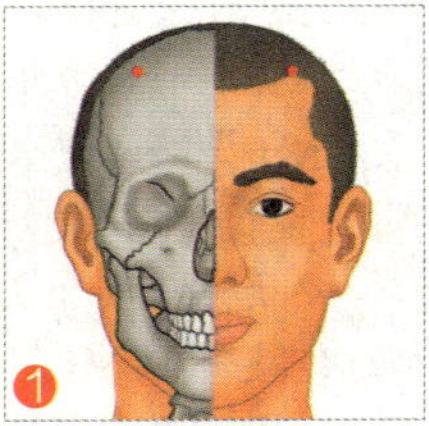

快速取穴技巧

正坐位，在头部，先取神庭与头维，在两者弧形连线的内2/3与外1/3的交点处，按压有酸胀感即为本穴（图2）。

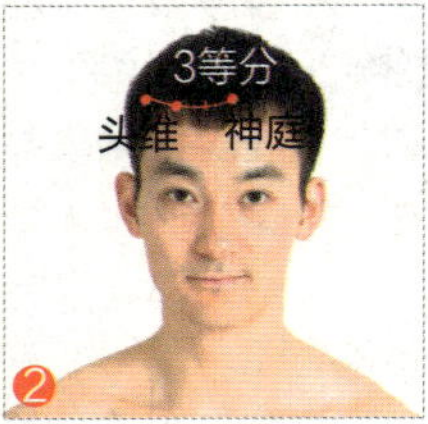

常见疗法

◎**灸法**　艾条灸5～10分钟。

◎**按摩法**　以手指指腹或指节向下按压，并作圈状按摩。

最佳配伍

◎配前顶、囟会、天柱，适用于小儿惊痫。

◎配心俞、行间、大陵、身柱，适用于癫痫。

风池

祛风解毒 通利孔窍

国际编号 GB20

功能主治

感冒，鼻塞，目赤。

标准定位

在颈后区，枕骨之下，胸锁乳突肌上端与斜方肌上端之间的凹陷中。

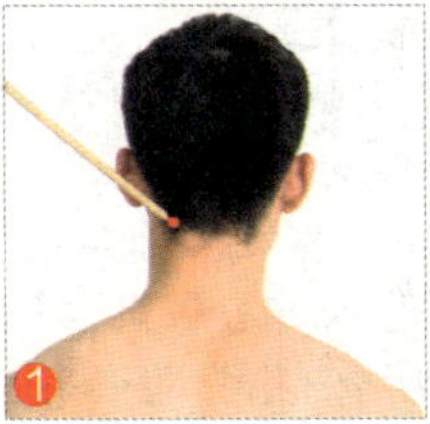

快速取穴技巧

坐位，在头部，枕骨下斜方肌与胸锁乳突肌之间的凹陷中，约平风府，按压有酸胀感（图1）。

肩井

通络止痛 理气活血

国际编号 GB21

功能主治

颈项强痛；乳腺炎；中风；高血压。

标准定位

在肩胛区，第7颈椎棘突与肩峰最外侧点连线的中点。

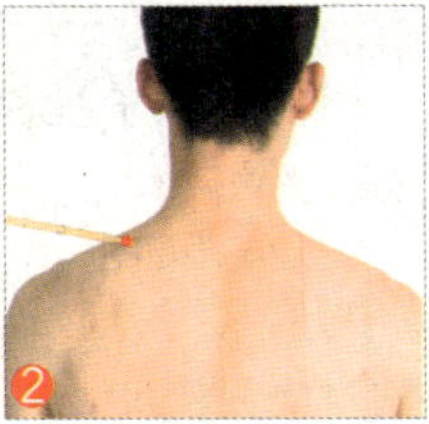

快速取穴技巧

取坐位，在肩上，大椎与肩峰端连线的中点上，向下直对乳头（图2）。

风市

祛风止痒　强壮筋骨

国际编号　GB31

功能主治

遍身瘙痒，荨麻疹。

标准定位

在股部，髌底上7寸；直立垂手，掌心贴于大腿时，中指尖所指凹陷中，髂胫束后缘。

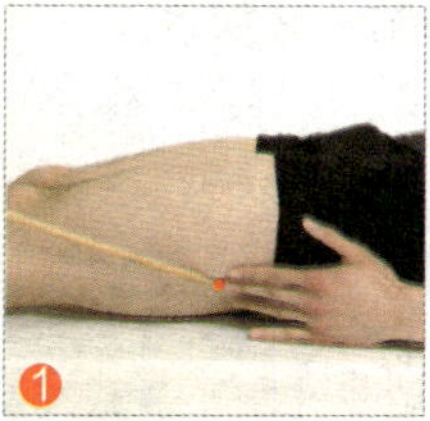

快速取穴技巧

仰卧位，两手自然伸直时，在大腿外侧部的中线上，中指尖处（图1）。

阳陵泉

活血通络

国际编号　GB34

功能主治

膝肿痛，下肢痿痹。

标准定位

在小腿外侧，腓骨头前下方凹陷中。

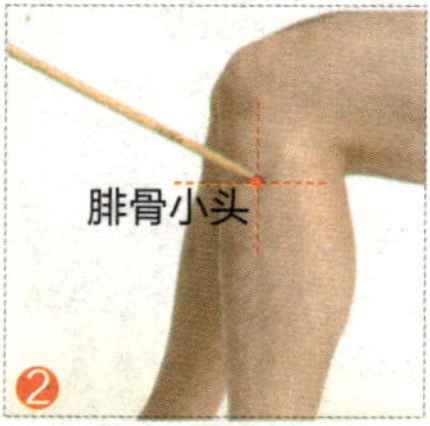

快速取穴技巧

仰卧位，先摸到腓骨小头，过腓骨小头前缘作一条竖直切线，再过腓骨小头的下缘作一水平切线，两条切线的交点处（图2）。

第十二章

足厥阴肝经

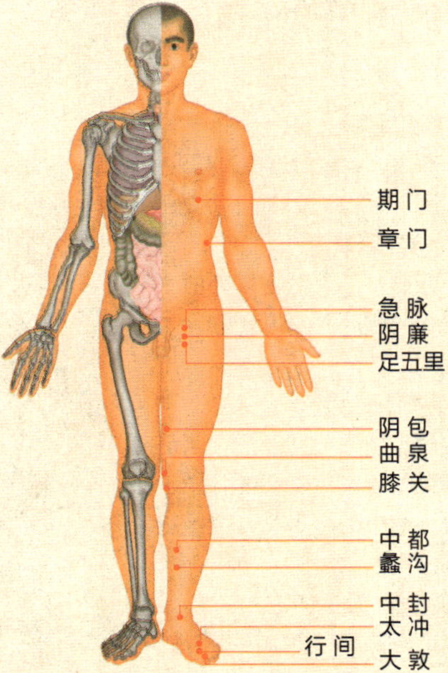

经络主治

泌尿生殖系统疾病：小便不利、遗精、遗尿、尿失禁、乳腺炎、崩漏、月经不调等。

经脉所过部位的疾病：膝髌肿痛、下肢麻痹、腰肌劳损、胸胁胀痛等。

大敦

回阳救逆　调经止带

国际编号　LR1

功能主治

昏迷，中风后遗症；疝气；癃闭；遗尿；闭经，月经不调，功能失调性子宫出血；阴挺；癫痫。

标准定位

在足趾，大趾末节外侧，趾甲根角侧后方0.1寸（指寸）（图1）。

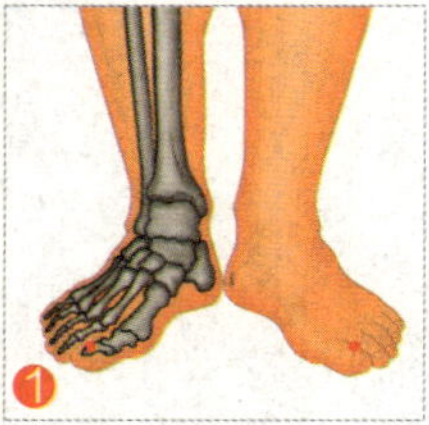

①

快速取穴技巧

侧坐伸足或仰卧位，从足大趾甲外侧缘与基底部各作一垂线，两线的交点处，按压有痛感（图2）。

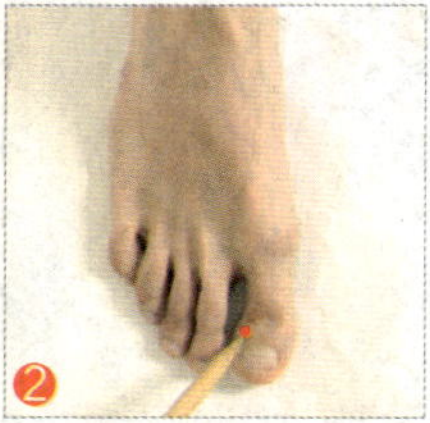

②

常见疗法

◎**灸法**　艾条灸5～10分钟。

◎**按摩法**　以指尖或棒状物压迫此穴，或是以拇指与食指捏住足趾的两侧加以揉捏，间接刺激穴位。

最佳配伍

◎配内关、水沟，适用于癫痫。

◎配膻中、间使、天突，适用于梅核气。

行间

清肝泄热　安神止血

国际编号　LR2

功能主治

癫痫；牙痛，目赤肿痛，青盲；失眠，痛经，崩漏，月经不调，白带增多；小便不利，尿痛，疝气；便秘。

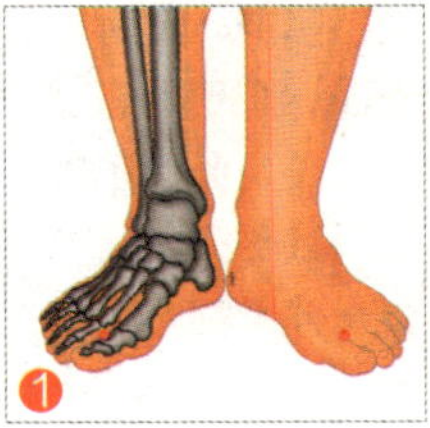

标准定位

在足背，第1、2趾间，趾蹼缘后方赤白肉际处（图1）。

快速取穴技巧

侧坐伸足或仰卧位，在足背，第1、2趾之间连接的缝纹头，按压有凹陷处，即为本穴（图2）。

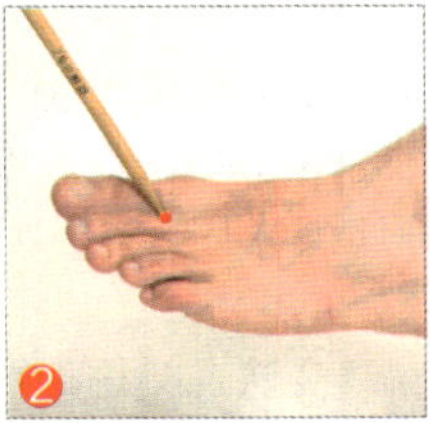

常见疗法

◎**灸法**　艾条灸5～10分钟。

◎**按摩法**　以手指指腹向下按压，并作圈状按摩。

最佳配伍

◎配太冲、合谷、风池，适用于眩晕、头痛。

◎配中府、孔最，适用于咯血。

太冲

回阳救逆 调经止带

国际编号 LR3

功能主治

昏迷，中风后遗症；疝气；遗尿；闭经，月经不调；阴挺；癫痫。

标准定位

在足背，第 1、2 跖骨之间，跖骨底结合部前方凹陷处，在
趾长伸肌腱外缘处（图 1）。

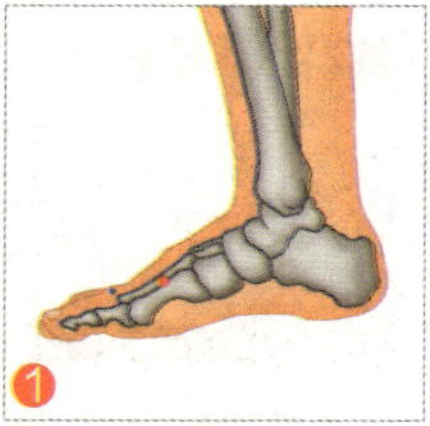

快速取穴技巧

侧坐伸足或仰卧位，在足背，第1、2跖骨间，跖骨底结合部前方凹陷中，可触及动脉搏动处（图2）。

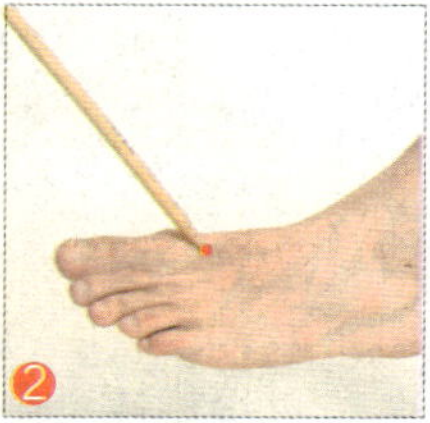

常见疗法

灸法　艾炷灸3～5壮或艾条灸5～15分钟。

最佳配伍

◎配合谷，适用于四肢抽搐。

◎配肝俞、膈俞、血海，适用于贫血。

◎配大敦，适用于小儿疝气。

◎配足三里、太溪、阳陵泉，适用于中风后遗症。

中封

通经活络　疏肝解郁

国际编号　LR4

功能主治

疝气，遗精；小便不利；腹痛；腰痛；风湿性关节炎；内踝肿痛。

标准定位

在踝区，内踝前，胫骨前肌肌腱的内侧缘凹陷中（图1）。

快速取穴技巧

侧坐伸足或仰卧位，大踇趾上翘，足背内侧可见一大筋（胫骨前肌肌腱），在其内侧，足内踝前下方可触及一凹陷（图2）。

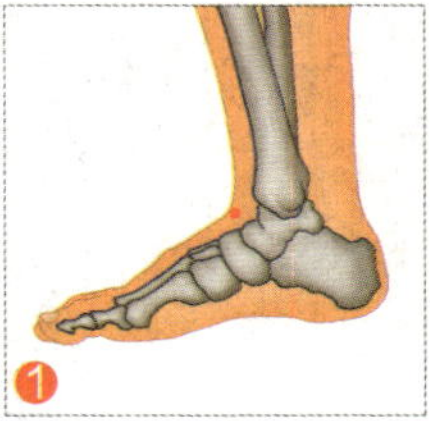

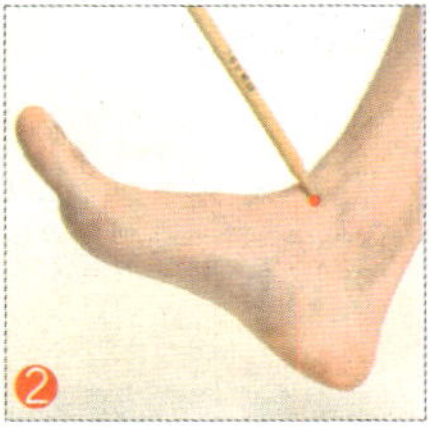

常见疗法

◎**灸法**　艾条灸5～10分钟。

◎**按摩法**　由后方握住足踝，以手指指腹向下按压，并作圈状按摩。

最佳配伍

配足三里、阴廉，适用于阴茎疼痛。

蠡沟

疏肝理气　调经止带

国际编号　LR5

功能主治

月经不调，白带增多；性功能亢进；小便不利。

标准定位

在小腿内侧，内踝尖上5寸，胫骨内侧面的中央。

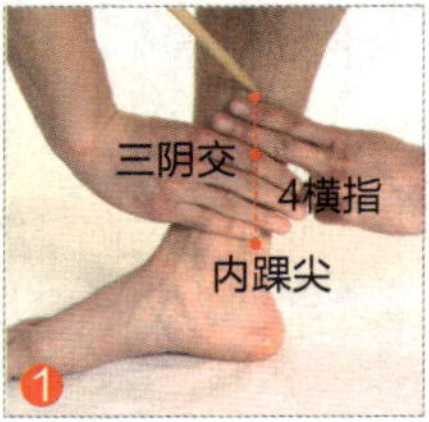

快速取穴技巧

侧坐或仰卧位，内踝尖上4横指为三阴交，再向上约2横指处，胫骨内侧面的中央（图1）。

中都

疏肝理气　调经止血

国际编号　LR6

功能主治

胁痛；月经不调；白带增多，崩漏；疝气；膝关节炎。

标准定位

在小腿内侧，内踝尖上7寸，胫骨内侧面的中央。

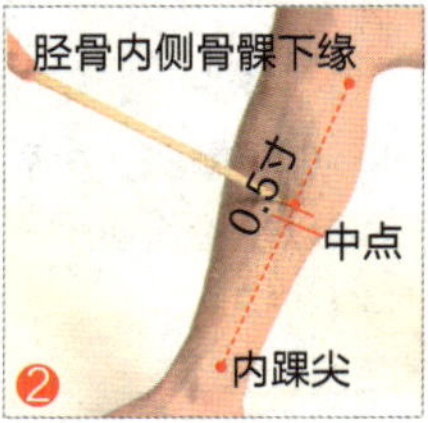

快速取穴技巧

仰卧或坐位，在内踝尖至胫骨内侧髁下缘连线中点上0.5寸处（图2）。

膝关

祛风除湿　通利关节

国际编号　LR7

功能主治

膝髌肿痛，下肢痿痹。

标准定位

在膝部，胫骨内侧髁的下方，阴陵泉后1寸。

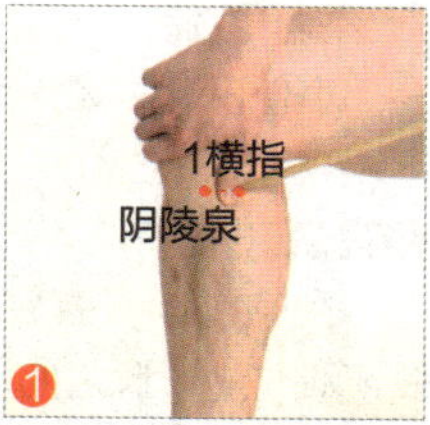

快速取穴技巧

仰卧或坐位，屈膝，先取胫骨内侧髁下缘的阴陵泉，再由阴陵泉向后量1横指处，可触及一凹陷处（图1）。

曲泉

疏肝理气　调经止带

国际编号　LR8

功能主治

小腹痛，小便不利，尿潴留；遗精，外阴肿痛。

标准定位

在膝部，腘横纹内侧端，半腱肌肌腱内缘凹陷中。

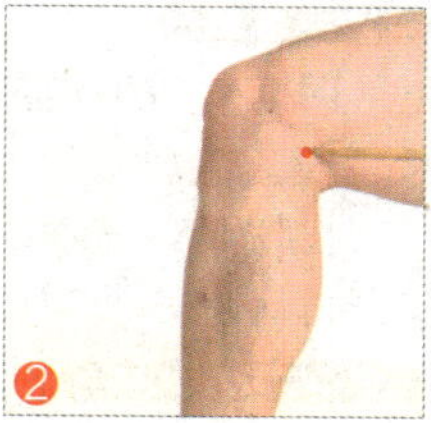

快速取穴技巧

屈膝正坐，在股骨内上髁与半膜肌之间，在膝内侧横纹端凹陷处，按压有酸胀感（图2）。

阴包

利尿通淋 调经止痛

国际编号 LR9

功能主治

小便不利，尿失禁；月经不调。

标准定位

在股前区，髌底上4寸，股薄肌与缝匠肌之间。

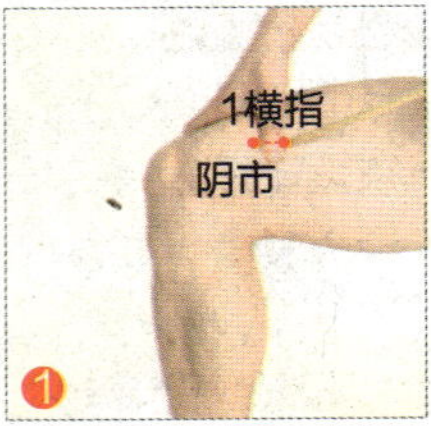

快速取穴技巧

在股前区，下肢稍屈，外展，略提起，在缝匠肌后缘，股骨内上髁上4寸阴市上1横指处（图1）。

足五里

疏肝理气
清热利湿

国际编号 LR10

功能主治

阴挺；瘰疬；胃下垂。

标准定位

在股前区，气冲直下3寸，动脉搏动处。

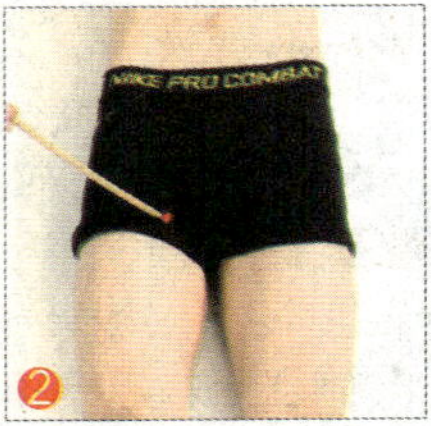

快速取穴技巧

仰卧位或侧卧位，在大腿根部，耻骨联合上缘的下方，长收肌的前缘，气冲下3寸，按压有动脉搏动感处（图2）。

第十三章

督脉

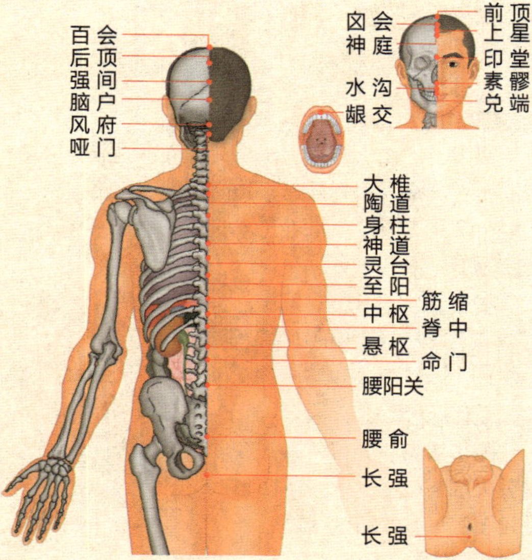

经络主治

胃肠疾病：腹痛、便血、腹泻、痢疾、消化不良、呕吐、腹胀等。

心脑血管疾病：高血压、心悸、心痛、中风等。

经脉所过部位的疾病：落枕、颈项强痛、脊痛、脊强、腰椎疾病等。

长强

消痔通便 强健腰脊

国际编号 GV1

功能主治

腹泻，痢疾，便血，便秘；痔疮，脱肛；遗尿，尿潴留；阳痿；阴囊湿疹，外阴瘙痒；癫痫，精神分裂症；腰骶疼痛，小儿疝气，小儿惊风。

标准定位

在会阴区，尾骨下方，尾骨端与肛门连线的中点处（图1）。

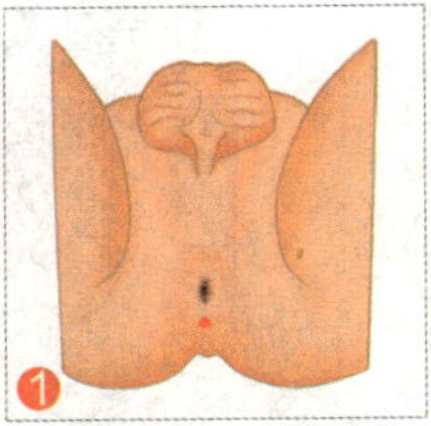

快速取穴技巧

跪伏或胸膝卧位，本穴在尾骨尖端与肛门连线中点凹陷处（图2），按压有酸胀感。

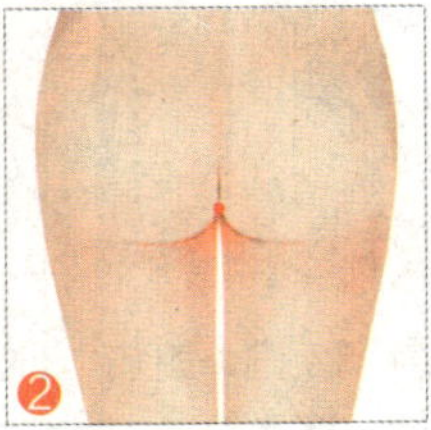

常见疗法

按摩法 被按摩者俯卧，双脚稍微分开，按摩者以拇指指腹按压长强。

最佳配伍

◎配承山、二白，可有效缓解痔疮。

◎配百会，可有效缓解脱肛。

◎配身柱，可缓解脊背疼痛。

腰俞

益肾强腰 调经利湿

国际编号 GV2

功能主治

腰骶疼痛，下肢痿痹；月经不调，痛经，闭经，盆腔炎；痔疮，脱肛；癫痫；小便短赤，尿失禁，尿路感染；阳痿，遗精。

标准定位

在骶区，正对骶管裂孔，后正中线上（图1）。

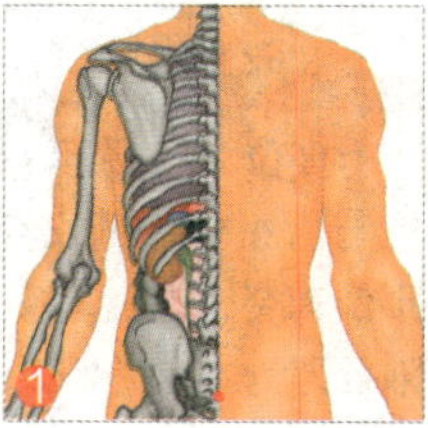

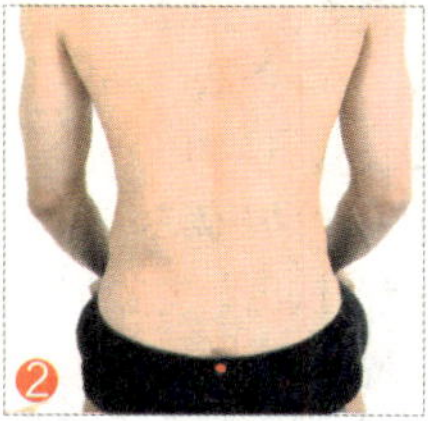

快速取穴技巧

取坐位，在骶区，先取尾骨上方的骶角，两骶角下缘的连线与后正中线的交点，正对骶管裂孔处，按压有酸胀感（图2）。

常见疗法

◎**灸法** 隔姜灸3~7壮或温和灸5~10分钟。

◎**按摩法** 以手指指腹或指节向下按压，并作圈状按摩。

最佳配伍

◎配地机、蠡沟，适用于妇科疾病。

◎配太冲，适用于抽搐等。

腰阳关

舒筋活络
固精补肾

国际编号 GV3

功能主治

腰骶疼痛，坐骨神经痛，下肢痿痹；月经不调，赤白带下，痛经，闭经；遗精，阳痿；小便频数；小腹冷痛，痢疾。

标准定位

在脊柱区，第4腰椎棘突下凹陷中，后正中线上（图1）。

快速取穴技巧

坐位，在腰部，两髂嵴高点与后正中线的交点处为第4腰椎棘突，在其棘突下缘之凹陷处即为本穴（图2）。

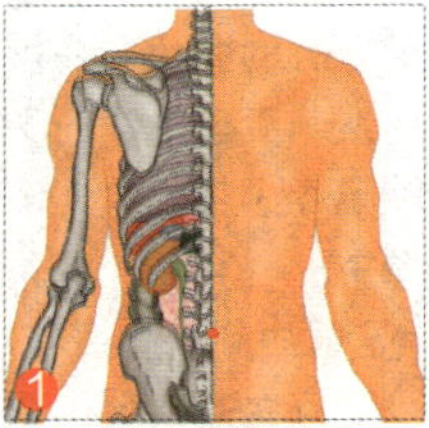

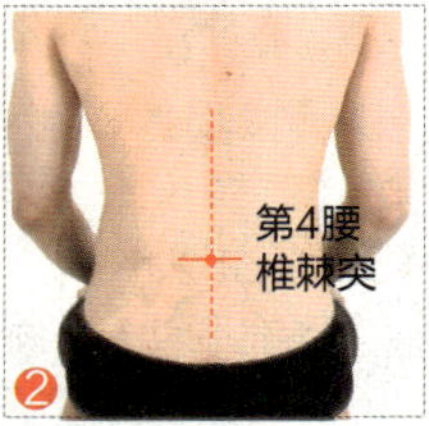

常见疗法

◎**灸法**　隔姜灸3～7壮或温和灸5～10分钟。

◎**按摩法**　以手指指腹或指节按压，并作圈状按摩。

最佳配伍

配膀胱俞、三阴交，适用于遗尿。

命门

温肾助阳　镇静止痉

国际编号　GV4

功能主治

腰脊强痛，坐骨神经痛，急性腰扭伤；月经不调，赤白带下，痛经，闭经；遗精，阳痿，精冷不育；五更泻；痔疮，疝气；下肢痿痹。

标准定位

在脊柱区，第2腰椎棘突下凹陷中，后正中线上（图1）。

快速取穴技巧

取坐位，在腰部，两髂嵴高点与后正中线的交点处为第4腰椎棘突，再向上数2个椎体，在其棘突下缘之凹陷处（图2）。

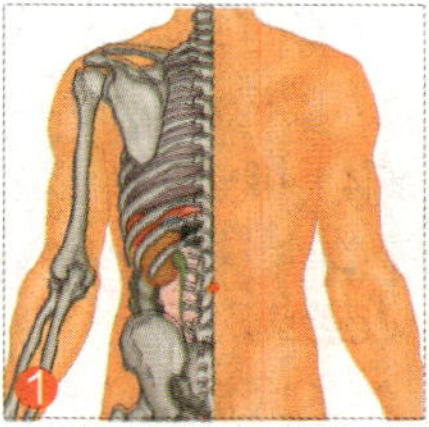

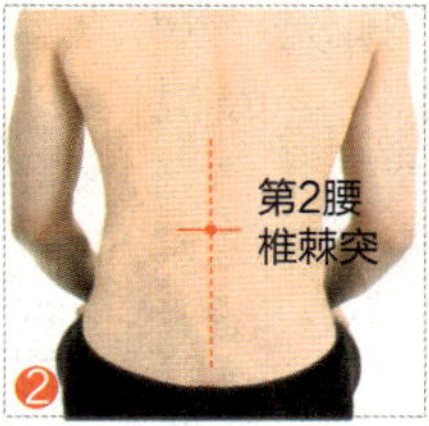

常见疗法

◎**灸法**　隔姜灸3～7壮或温和灸5～10分钟。

◎**按摩法**　以手指指腹或指节按压，并作圈状按摩。

最佳配伍

配肾俞、太溪，适用于遗精。

悬枢

健脾温阳 理气和胃

国际编号 GV5

功能主治

腰脊强痛，腰肌劳损；腹胀，腹痛，腹泻，痢疾；胃肠神经痛，胃下垂，消化不良；脱肛。

标准定位

在脊柱区，第 1 腰椎棘突下凹陷中，后正中线上（图 1）。

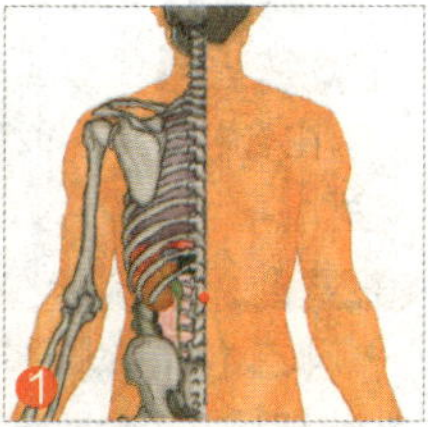

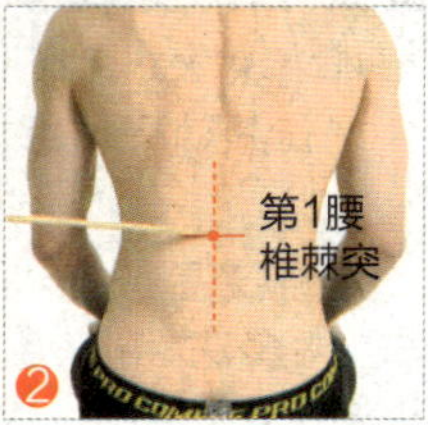

快速取穴技巧

取坐位，在腰部，在两髂嵴高点与后正中线的交点处为第 4 腰椎棘突，再向上数 3 个椎体（第 1 腰椎），在其棘突下缘之凹陷处即为本穴（图 2）。

常见疗法

◎**灸法** 隔姜灸3～7壮或温和灸5～10分钟。

◎**按摩法** 以手指指腹或指节向下按压，并作圈状按摩。

最佳配伍

配胃俞、足三里、太白，适用于泄泻、消化不良等。

脊中

调理肠胃　益肾宁神

国际编号　GV6

功能主治

腹泻，痢疾；痔疮，脱肛，便血；小儿疳积；黄疸；癫痫；腰脊强痛，增生性脊柱炎。

标准定位

在脊柱区，第11胸椎棘突下凹陷中，后正中线上（图1）。

快速取穴技巧

取坐位，在背部脊柱区，两肩胛骨下角连线与后正中线的交点处为第7胸椎棘突，向下数4个椎体棘突，即第11胸椎棘突，它的下缘凹陷处即为本穴（图2）。

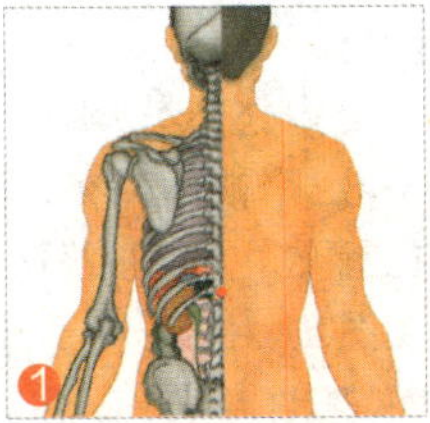
1

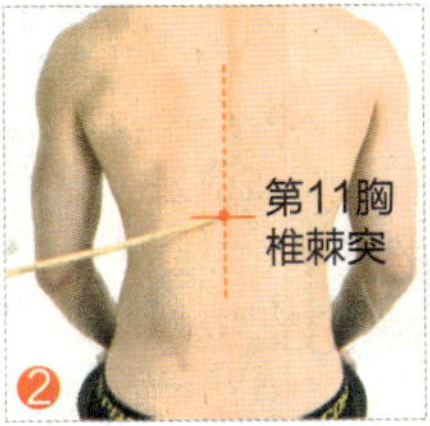

2

常见疗法

◎**灸法**　隔姜灸3～7壮或温和灸5～10分钟。

◎**按摩法**　以手指指腹或指节向下按压，并作圈状按摩。

最佳配伍

配至阳、阳陵泉、胆俞，适用于黄疸。

中枢

利湿健脾 清热止痛

国际编号 GV7

功能主治

胃痛，腹痛；胸背疼痛；呕吐，黄疸；食欲不振；胆囊炎；腰肌劳损。

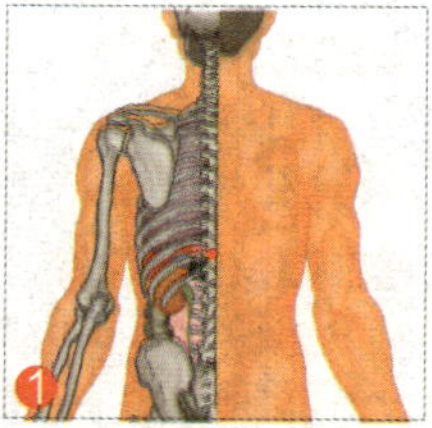

标准定位

在脊柱区，第10胸椎棘突下凹陷中，后正中线上（图1）。

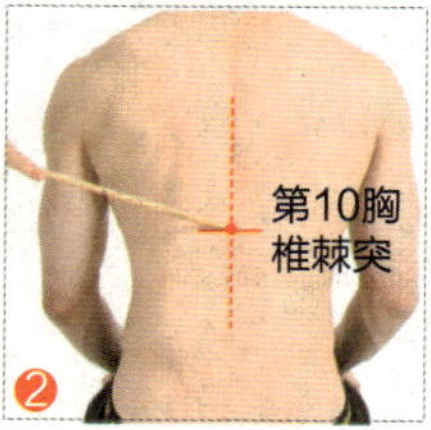

快速取穴技巧

取坐位，在背部脊柱区，两肩胛骨下角连线与后正中线的交点处为第7胸椎棘突，向下数3个椎体棘突，即第10胸椎棘突，它的下缘凹陷处即是（图2）。

常见疗法

◎**灸法** 隔姜灸3～7壮或温和灸5～10分钟。

◎**按摩法** 以手指指腹或指节向下按压，并作圈状按摩。

最佳配伍

配命门、阳陵泉、腰眼、后溪，适用于腰脊疼痛等。

身柱

宣肺止咳　宁神解痉

国际编号 GV12

功能主治

腰脊强痛；惊厥，癫狂；身热，头痛，咳嗽，气喘，支气管炎，支气管哮喘；疔疮。

标准定位

在脊柱区，第3胸椎棘突下凹陷中，后正中线上（图1）。

快速取穴技巧

坐位，在背部脊柱区，两肩胛骨下角连线与后正中线的交点处为第7胸椎棘突，再向上数4个椎体，即第3胸椎，该椎体棘突下缘凹陷处即为本穴（图2）。

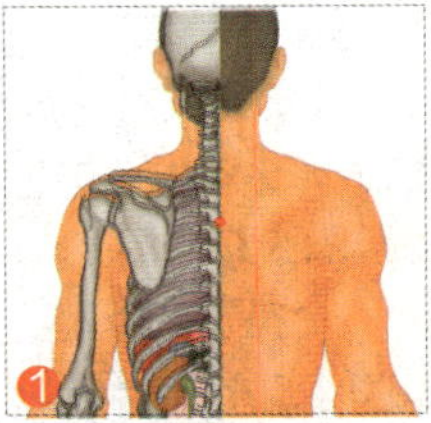

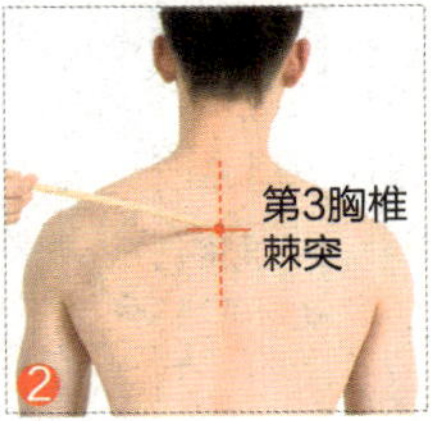

常见疗法

◎**灸法**　隔姜灸3～7壮或温和灸5～10分钟。

◎**按摩法**　以俯卧的姿势由他人帮忙按摩，按摩者以拇指向下用力按压。

最佳配伍

配筋缩、大椎，适用于癫痫。

陶道

清热解表　宁神截疟

国际编号　GV13

功能主治

癫狂，神经衰弱，精神分裂症；脊强；热病；疟疾；恶寒发热，咳嗽，头痛，眩晕；气喘；荨麻疹。

标准定位

在脊柱区，第1胸椎棘突下凹陷中，后正中线上（图1）。

快速取穴技巧

取坐位，由颈背交界处椎骨的最高点（第7颈椎棘突）再向下数1个椎体，即第1胸椎，该椎体棘突下缘凹陷处即为本穴（图2）。

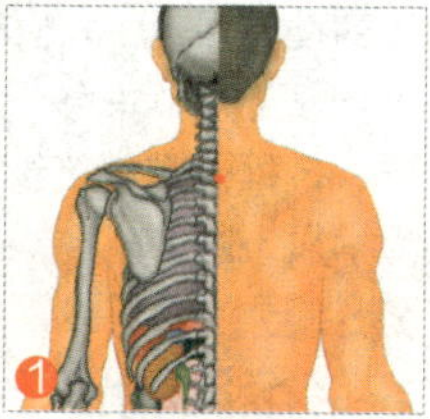

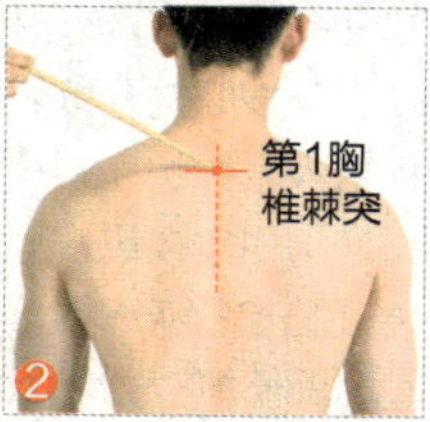

常见疗法

◎**灸法**　隔姜灸3~7壮或温和灸5~10分钟。

◎**按摩法**　以俯卧的姿势由他人帮忙按摩，按摩者以拇指向下用力按压。

最佳配伍

配肺俞、列缺、合谷，适用于咳嗽、气喘。

大椎

解表清热 截疟止痫

国际编号 GV14

功能主治

脊痛，落枕；癫狂，癔症；热病，中暑；疟疾。

标准定位

在脊柱区，第7颈椎棘突下凹陷中，后正中线上。

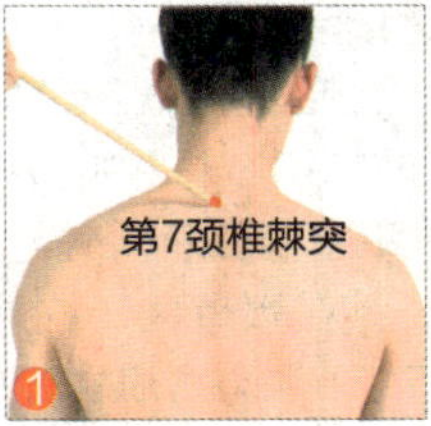

快速取穴技巧

取坐位，在颈背交界处椎骨的最高点即为第7颈椎棘突，它的下缘凹陷处即为本穴（图1）。

哑门

开窍醒神 祛邪息风

国际编号 GV15

功能主治

头痛，眩晕；颈椎病；癫狂，精神病。

标准定位

在颈后区，第2颈椎棘突上际凹陷中，后正中线上。

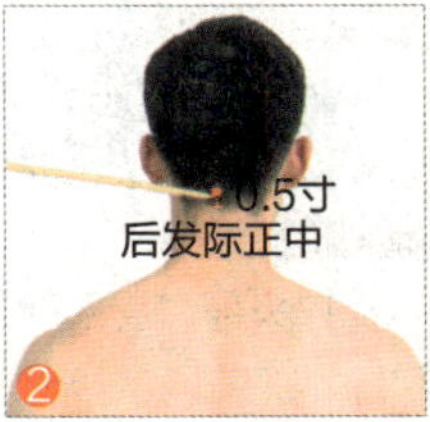

快速取穴技巧

俯卧位或坐位，在颈后区，后发际正中向上0.5寸处，按压有酸胀感（图2）。

风府

息风祛邪 醒脑开窍

国际编号 GV16

功能主治

眩晕；癫狂，癔症；失音；目痛，鼻出血；各种热病。

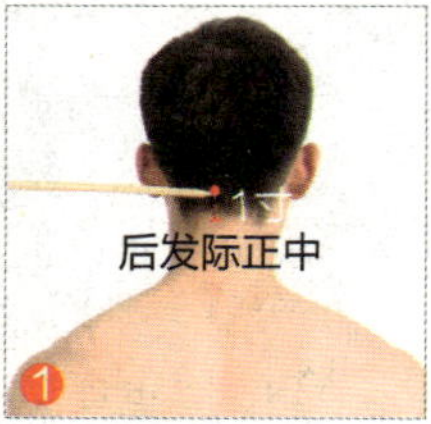

标准定位

在颈后区，枕外隆凸直下，两侧斜方肌之间凹陷中。

快速取穴技巧

坐位，颈部后发际正中直上1寸处，枕外隆凸直下，两侧斜方肌之间凹陷中（图1）。

百会

升阳固脱 醒脑开窍

国际编号 GV20

功能主治

眩晕；健忘，癫狂；脱肛；胃下垂，子宫脱垂。

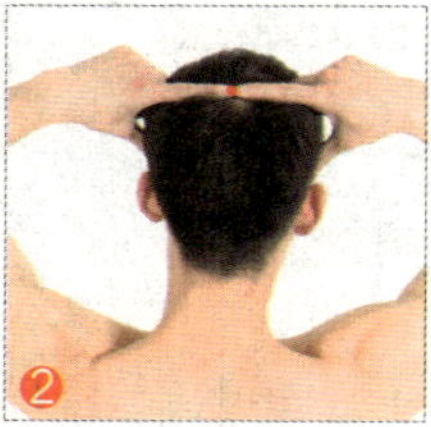

标准定位

在头部，前发际正中直上5寸。

快速取穴技巧

取正坐或仰卧位，在头部，两耳尖连线中点与眉间的中心线交汇处（图2）。

囟会

宁神醒脑　清热消肿

国际编号　GV22

功能主治

癫狂；感冒；目翳；鼻出血；面赤肿；高血压。

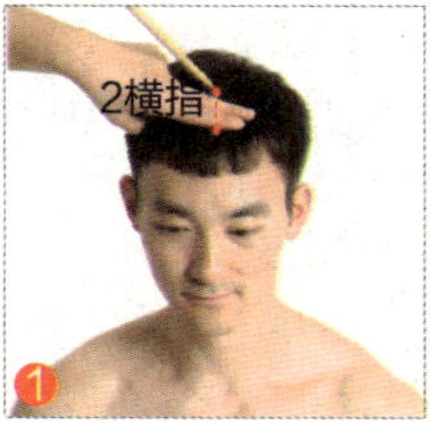

标准定位

在头部，前发际正中直上2寸。

快速取穴技巧

取正坐位或仰卧位，在头顶部，从前发际向上量约2横指处，按后有痛感（图1）。

上星

安神明目　通窍祛风

国际编号　GV23

功能主治

目痛，结膜炎，角膜炎；头痛，三叉神经痛；鼻窦炎。

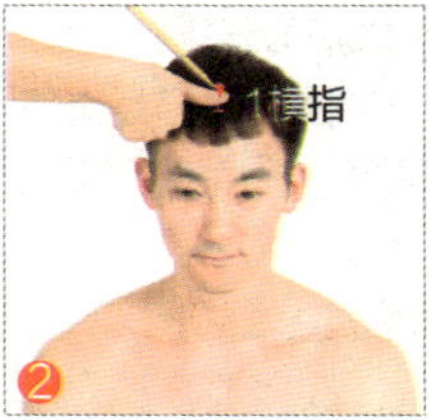

标准定位

在头部，前发际正中直上1寸。

快速取穴技巧

取正坐位或仰卧位，在头部，前发际正中直上量1横指处（图2）。

神庭

宁神醒脑　降逆平喘

国际编号　GV24

功能主治

癔症；失眠，健忘；头痛；鼻出血；气喘；颈椎病。

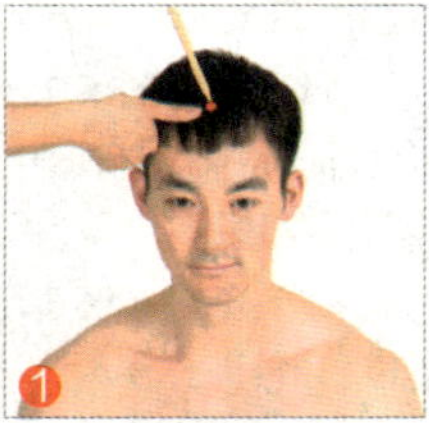

标准定位

在头部，前发际正中直上0.5寸。

快速取穴技巧

正坐位或仰卧位，在头前部，前发际正中直上量约半横指处，按压有酸胀感（图1）。

素髎

清热消肿　安神定志

国际编号　GV25

功能主治

鼻窦炎，鼻塞，鼻出血；惊厥，昏迷，新生儿窒息，休克，呼吸衰竭，心动过速。

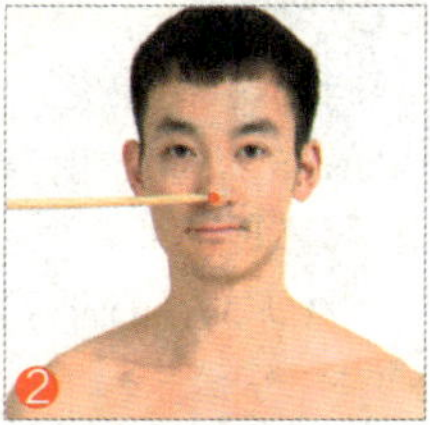

标准定位

在面部，鼻尖的正中央。

快速取穴技巧

取正坐位或仰卧位，在鼻尖正中央（最高点）处即为本穴（图2）。

水沟

宁神志 利腰脊

国际编号 GV26

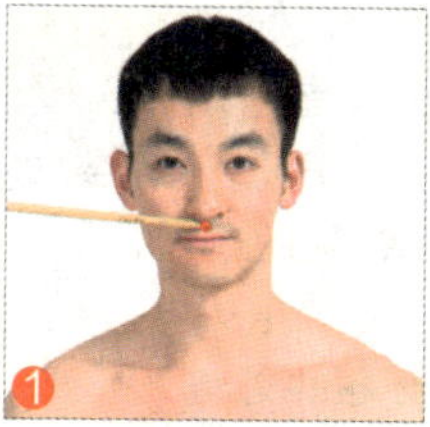

功能主治

晕厥；中暑；休克；癫狂，急慢惊风；闪挫腰痛。

标准定位

在面部，人中沟的上1/3与中1/3交点处。

快速取穴技巧

可采用正坐或仰靠、仰卧姿势，穴在面部，人中沟中的上1/3与中2/3交界处，按压有痛感（图1）。

兑端

清热利湿 宁神醒脑

国际编号 GV27

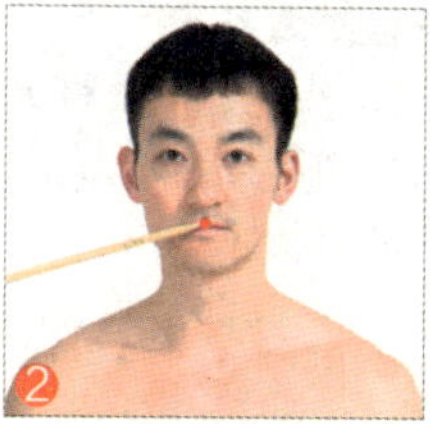

功能主治

口噤；齿痛，鼻出血；面赤颊肿；癫狂，癔症，精神分裂症；昏迷；晕厥。

标准定位

在面部，上唇结节的中点。

快速取穴技巧

取正坐位，在面部，上唇尖端，人中沟下端的皮肤与唇的移行部位（图2）。

龈交

宁神止痉　清热消肿

国际编号　GV28

功能主治

面赤颊肿；癫狂，精神病；痔疮；急性腰扭伤。

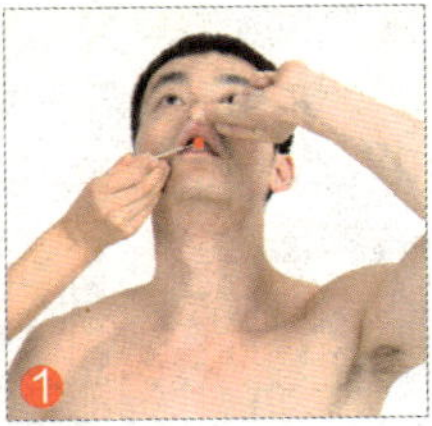

标准定位

在上唇内，上唇系带与上牙龈的交点。

快速取穴技巧

正坐仰头，提起上唇，在上唇内，当唇系带与上齿龈的连接处，即为本穴（图1）。

印堂

镇静安神　明目通鼻

国际编号　GV29

功能主治

小儿惊风；鼻窦炎，鼻出血；眼目疼痛。

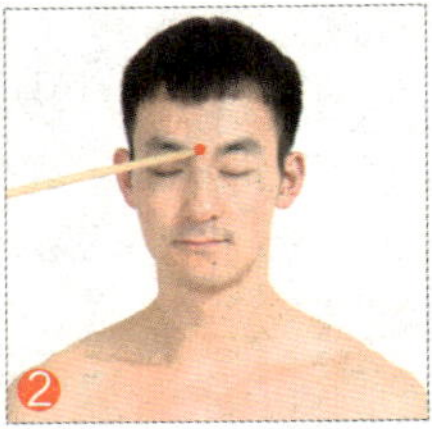

标准定位

在头部，两眉毛内侧端中间的凹陷中。

快速取穴技巧

取穴时，可以采用正坐或仰靠、仰卧姿势，该穴位于面部，在两眉头连线中点凹陷处（图2）。

第十四章

任脉

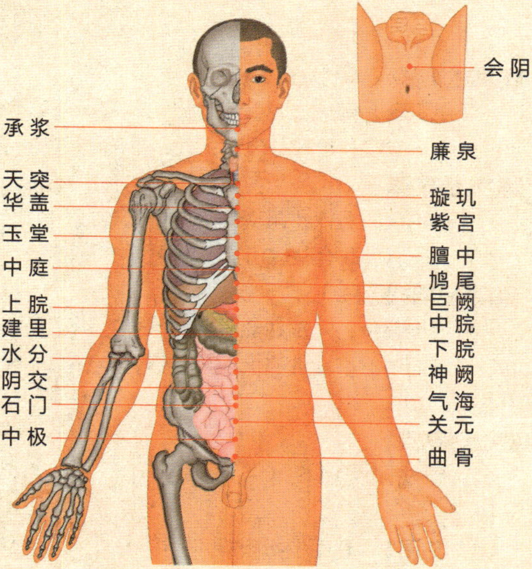

经络主治

泌尿生殖系统疾病： 阴痿、遗精、月经不调、尿道炎症、遗尿等。

会阴

调经补肾　清利湿热

国际编号　CV1

功能主治

二便不利，痔疮，脱肛；遗精，阳痿，前列腺肥大；阴挺，阴痒；精神分裂症；月经不调，痛经。

标准定位

在会阴区，男性在阴囊根部与肛门连线的中点，女性在大阴唇后联合与肛门连线的中点（图1）。

快速取穴技巧

采用侧卧位，穴位在会阴部，男性当阴囊根部与肛门连线的中点，女性当大阴唇后联合与肛门连线的中点（图2）。

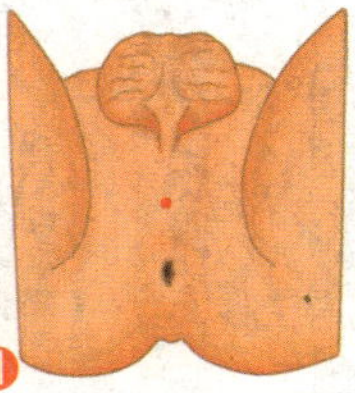

1

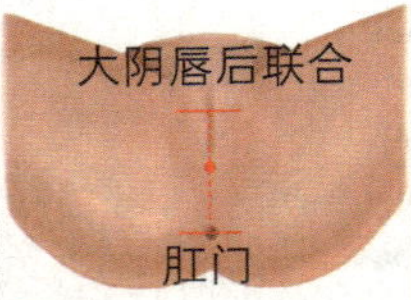

2

常见疗法

◎**灸法**　艾条灸5～10分钟。

◎**按摩法**　左手中指指腹按压在穴位上，右手中指指腹按压在左手指甲上，两手中指交叠以指腹用力揉按。

最佳配伍

配三阴交，适用于缓解产后暴厥。

曲骨

利肾调经

国际编号 CV2

功能主治

少腹胀满，小便淋沥，遗尿；疝气；遗精，阳痿，前列腺肿大；阴囊湿痒；月经不调，赤白带下，痛经。

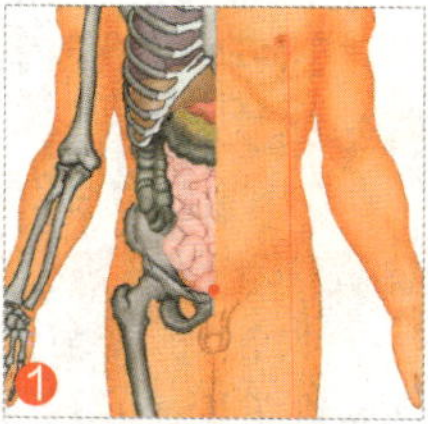

标准定位

在下腹部，耻骨联合上缘，前正中线上（图1）。

快速取穴技巧

取仰卧位，腹部正中线与耻骨联合上缘的交点处，按压有酸胀感（图2）。

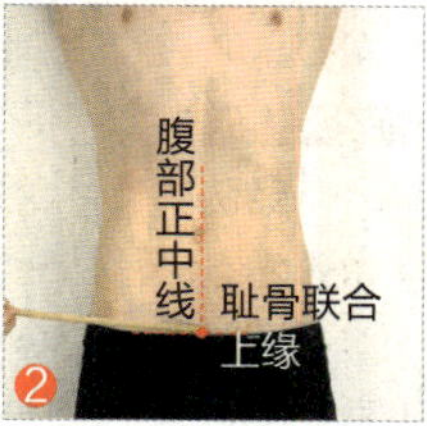

常见疗法

◎**灸法** 艾炷灸3~7壮或艾条灸5~15分钟。

◎**按摩法** 以手指指腹或指节向下按压，并作圈状按摩。

最佳配伍

◎配肾俞、志室、大赫、关元、命门，适用于改善阳痿、遗精。

◎配中极、关元、肾俞，适用于肾虚、遗尿、小便不利。

中极

益肾助阳　通经止带

国际编号 CV3

功能主治

遗精，阳痿；崩漏，产后恶露不止；月经不调，白带增多，阴痒，闭经，痛经；不孕不育；遗尿，癃闭，小便不利；泄泻，眩晕。

标准定位

在下腹部，脐中下4寸，前正中线上（图1）。

快速取穴技巧

仰卧位，将耻骨联合上缘的中点和肚脐连线5等分，由下向上1/5处即为该穴（图2）。

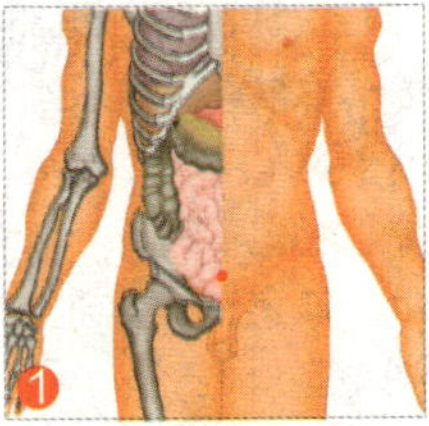

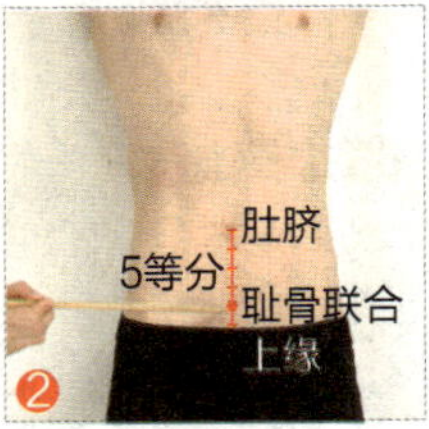

常见疗法

◎**灸法**　艾炷灸3～7壮或艾条灸5～15分钟。

◎**按摩法**　身体平躺，以中指或食指向下按压4～5次。

最佳配伍

◎配阴陵泉，适用于盆腔炎、尿路刺激征。

◎配水分、阴陵泉、三阴交，适用于水肿。

关元

培元固本

国际编号 CV4

功能主治

中风脱证，虚劳冷惫，羸瘦无力；少腹疼痛，霍乱吐泻，痢疾；脱肛，疝气；小便不利，尿频；赤白带下；功能失调性子宫出血，子宫脱垂。

标准定位

在下腹部，脐中下3寸，前正中线上（图1）。

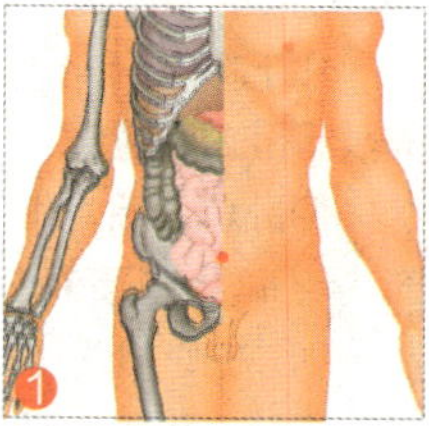

快速取穴技巧

仰卧位，将耻骨联合上缘的中点和肚脐连线 5 等分，肚脐入下 3/5 处即为本穴(图 2)。

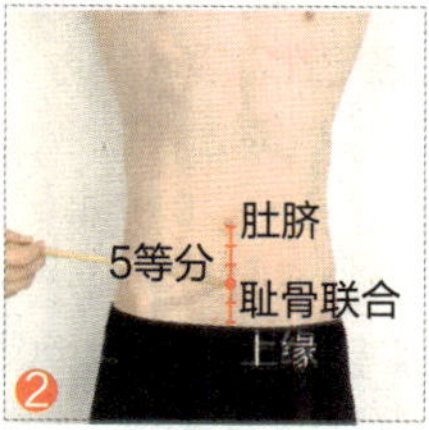

常见疗法

◎**灸法**　艾炷灸3～7壮或艾条灸10～15分钟。

◎**按摩法**　以手指指腹或指节向下按压，并作圈状按摩。

最佳配伍

◎配气海、肾俞、神阙，适用于中风昏迷。

◎配足三里、脾俞、公孙、大肠俞，适用于腹痛、虚劳里急。

石门

温肾益精 调经止带

国际编号 CV5

功能主治

腹胀，泄泻，绕脐疼痛；奔豚，疝气；水肿，小便不利；遗精，阳痿；闭经，白带增多，崩漏，产后恶露不止。

标准定位

在下腹部，脐中下2寸，前正中线上（图1）。

快速取穴技巧

仰卧位，将耻骨联合上缘的中点和肚脐连线5等分，肚脐往下2/5处即为本穴，按压有酸胀感（图2）。

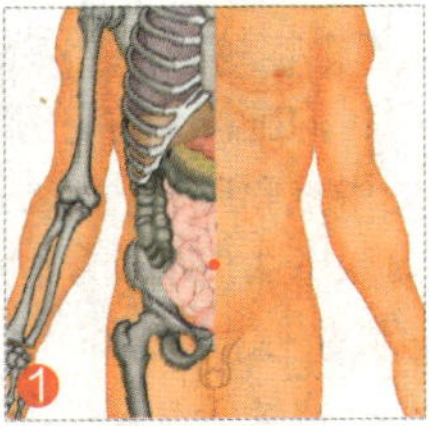

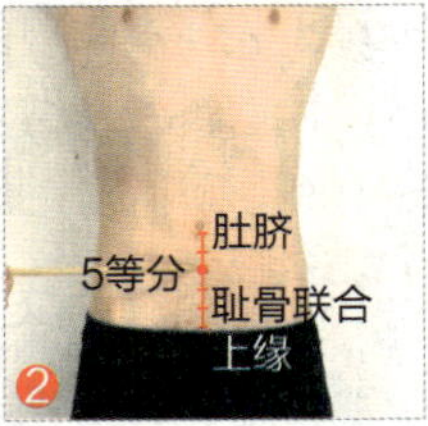

常见疗法

◎**灸法**　艾炷灸3～5壮或艾条灸5～10分钟。

◎**按摩法**　以手指指腹或指节向下按压，并作圈状按摩。

最佳配伍

◎配阴陵泉、关元、阴交，适用于四肢水肿、小便不利。

◎配天枢、气海、足三里，适用于腹胀、泄泻。

气海

补气涩精

国际编号 CV6

功能主治

绕脐腹痛，脘腹胀满，大便不通；癃闭，淋证遗尿；遗精，阳痿；疝气；月经不调，痛经，崩漏，白带增多；产后恶露不止，胎盘滞留；四肢乏力。

标准定位

在头部，眉上1寸，瞳孔直上（图1）。

快速取穴技巧

仰卧位，先取关元，在关元与肚脐连线的中点处，按压有酸胀感（图2）。

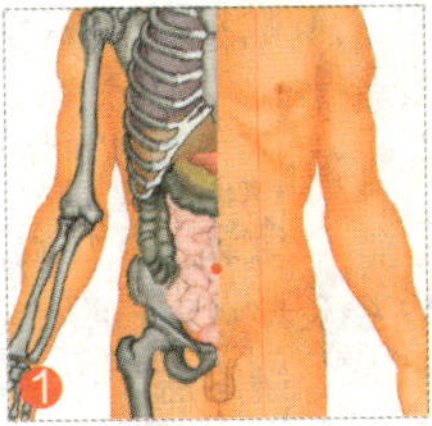

1

常见疗法

◎**灸法**　艾炷灸3～7壮或艾条灸5～15分钟。

◎**按摩法**　以手指指腹或指节向下按压，并作圈状按摩。

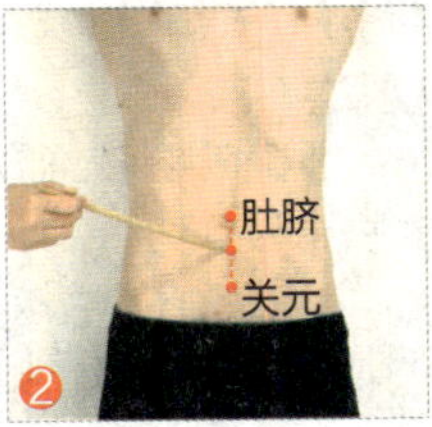

2

最佳配伍

◎配三阴交，适用于白带异常、遗精。

◎配关元，适用于改善产后恶露不止。

阴交

温肾益精 调理冲任

国际编号 CV7

功能主治

绕脐冷痛，腹满水肿，泄泻；疝气；小便不利；奔豚；崩漏；阴痒；白带增多，产后恶露不止；小儿囟陷；腰膝拘挛。

标准定位

在下腹部，脐中下1寸，前正中线上（图1）。

快速取穴技巧

仰卧位，将耻骨联合上缘的中点和肚脐连线5等分，肚脐往下1/5处即为本穴（图2）。

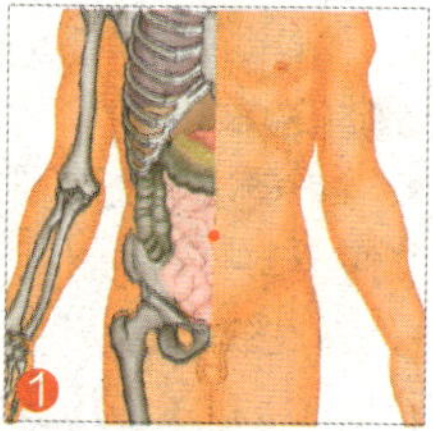

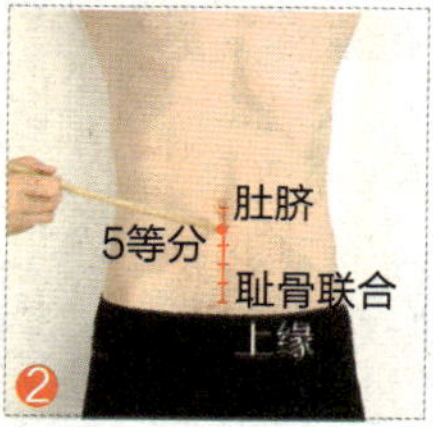

常见疗法

◎**灸法** 艾炷灸3～7壮或艾条灸5～15分钟。

◎**按摩法** 以手指指腹或指节向下按压，并作圈状按摩。

最佳配伍

◎配阴陵泉、带脉，适用于白带异常。

◎配子宫、三阴交，适用于月经不调。

神阙

健运脾胃　培元固本

国际编号　CV8

功能主治

中风脱证，四肢厥冷，晕厥，急性脑血管病；痛风，小儿惊风；形惫体乏，绕脐腹痛，腹胀，腹泻；痢疾；脱肛；便秘，小便不禁；女性不孕。

标准定位

在脐区，脐中央（图1）。

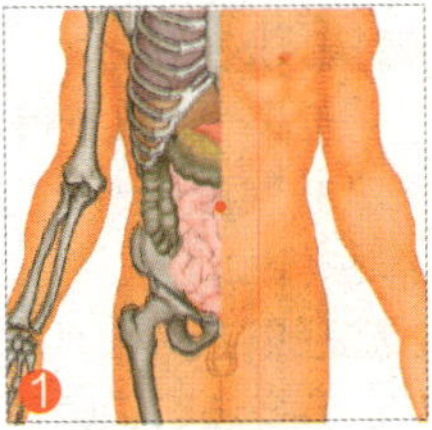

快速取穴技巧

仰卧位，在腹中部，肚脐中央（图2）。

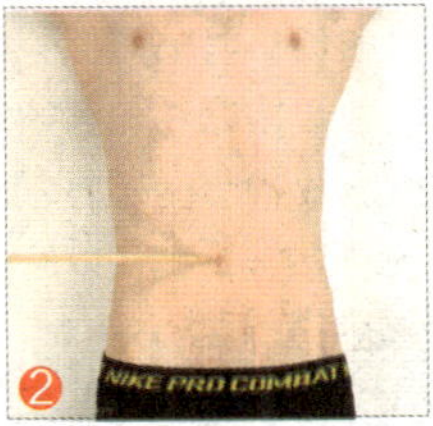

常见疗法

◎**灸法**　艾炷灸3～7壮或艾条灸5～15分钟。

◎**按摩法**　以手掌轻轻按摩，不可用力按压。

最佳配伍

◎配公孙、水分、天枢、足三里，适用于泄泻、便秘、绕脐腹痛。

◎配百会、长强，适用于脱肛。

◎配关元，适用于久泄不止、肠鸣腹痛。

上脘

健胃理气

国际编号 CV11

功能主治

胃脘疼痛，腹胀，呕吐，呃逆，消化不良，胃炎；黄疸，泄泻，虚劳吐血；咳嗽痰多；癫痫；心绞痛。

标准定位

在上腹部，脐中上5寸，前正中线上（图1）。

快速取穴技巧

仰卧位，在上腹部，前正中线上，神阙与剑胸结合处连线的中点，再向上量1寸处（图2）。

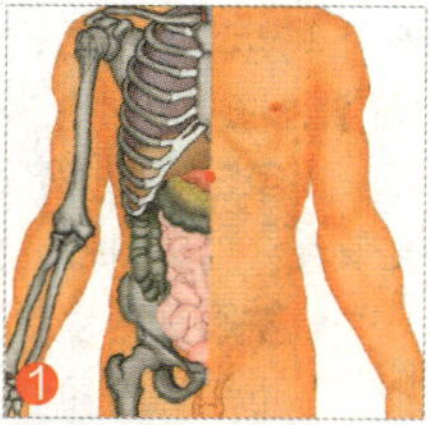

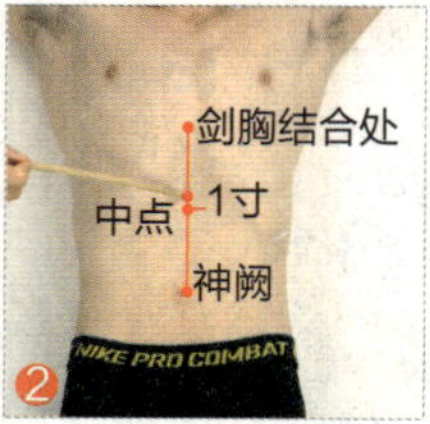

常见疗法

◎**灸法**　艾炷灸3～7壮，艾条灸5～15分钟。

◎**按摩法**　按摩者以手指指腹或指节向下按压，并作圈状进行按摩。

最佳配伍

配丰隆、足三里，适用于纳呆、消化不良。

巨阙

宽胸利膈　宁心安神

国际编号　CV14

功能主治

胸痛，心痛，心烦，惊悸；痫证；健忘；胸满气短，咳逆上气；腹胀暴痛，呃逆，胃炎；噎膈；黄疸，泄泻。

标准定位

在上腹部，脐中上6寸，前正中线上（图1）。

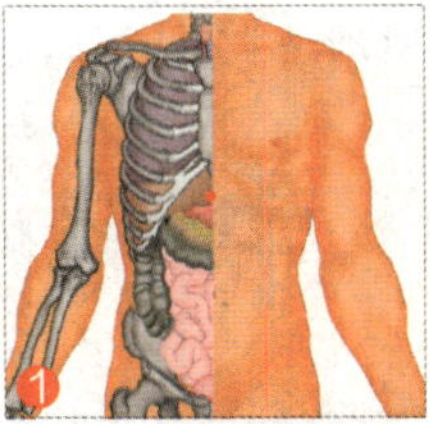

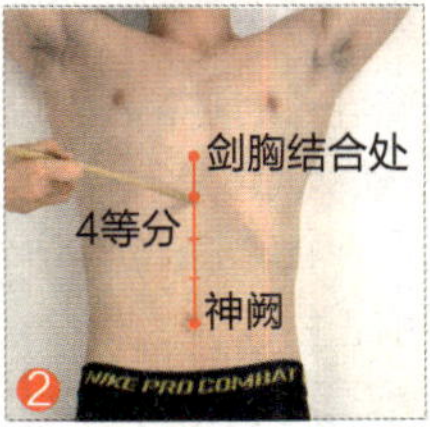

快速取穴技巧

仰卧位，在上腹部，前正中线上，将剑胸结合处与神阙连线4等分，肚脐往上3/4处即为本穴（图2）。

常见疗法

◎**灸法**　艾炷灸3～5壮，艾条灸5～10分钟。

◎**按摩法**　按摩者以手指指腹或指节向下按压，并作圈状进行按摩。

最佳配伍

◎配内关，适用于心绞痛。

◎配水沟，适用于癫痫。

鸠尾

和中降逆　宽胸宁神

国际编号　CV15

功能主治

惊狂；咳嗽；呕吐，呃逆。

标准定位

位于上腹部，剑胸结合下1寸，前正中线上。

快速取穴技巧

仰卧位，在上腹部，前正中线上将胸剑结合点与神阙连线8等分，肚脐往上7/8处即是本穴（图1）。

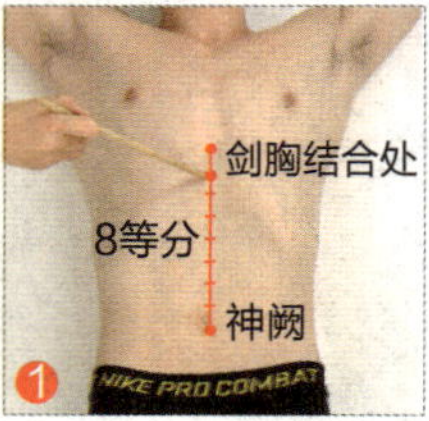

中庭

宽胸理气　降逆和中

国际编号　CV16

功能主治

胸腹胀满，胸闷；噎膈，呕吐；咽炎；小儿吐乳。

标准定位

在胸部，剑胸结合中点处，前正中线上。

快速取穴技巧

仰卧位，先取两乳头连线之中点膻中穴，再向下量约1.6寸，即为本穴（图2）。

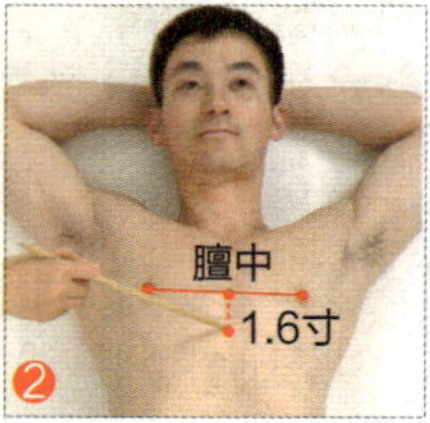

膻中

理气安神

国际编号 CV17

功能主治

咳嗽，气喘，咯唾脓血，支气管炎；心悸，心绞痛。

标准定位

在胸部，横平第4肋间隙，前正中线上。

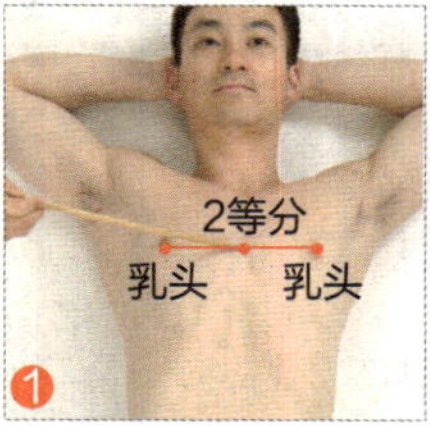

快速取穴技巧

正坐或仰卧位，在人体的胸部正中线上，两乳头之间连线的中点，平第 4 肋间处（图1）。

天突

宽胸理气 化痰利咽

国际编号 CV22

功能主治

咳嗽，哮喘；胸中气逆；咽喉肿痛，暴喑；噎膈。

标准定位

在颈前区，胸骨上窝中央，前正中线上。

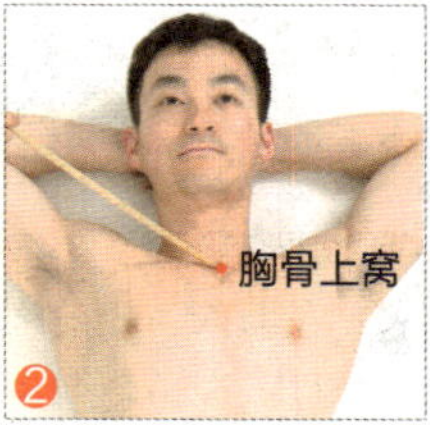

快速取穴技巧

取仰卧位，在前正中线上，两锁骨中间，胸骨上窝中央即为本穴（图2）。

廉泉

清热化痰　开窍利喉

国际编号　CV23

功能主治

舌干口燥；暴喑；咳嗽，哮喘；消渴。

标准定位

在颈前区，喉结上方，舌骨上缘凹陷中，前正中线上。

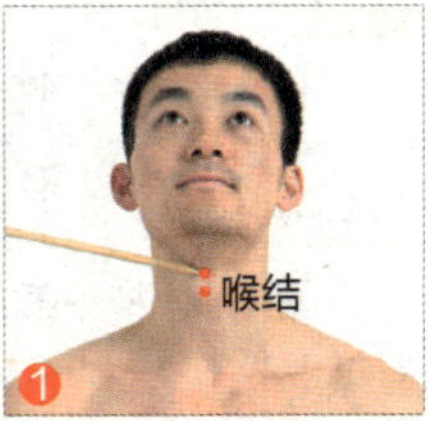

快速取穴技巧

正坐仰靠，在颈部，前正中线上，喉结上方，舌骨上缘凹陷处（图1）。

承浆

祛风通络　消肿止痛

国际编号　CV24

功能主治

面肿；齿痛，牙龈出血，口舌生疮，暴喑；小便不禁。

标准定位

在面部，颏唇沟的正中凹陷处。

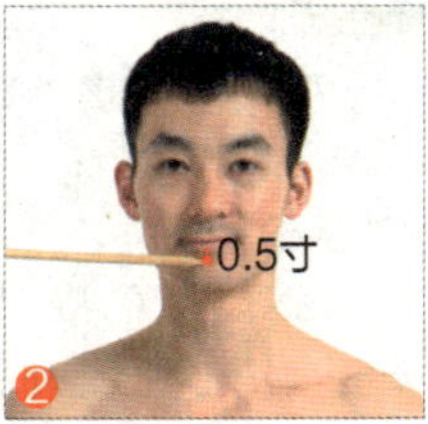

快速取穴技巧

正坐位或仰卧位，在面部口唇下0.5寸处，按压有痛感（图2）。